Peter Münster

ALBERT SCHWEITZER

Peter Münster

Albert Schweitzer

Der Mensch – sein Leben – seine Botschaft

VERLAG NEUE STADT
MÜNCHEN · ZÜRICH · WIEN

Gewidmet Tante Leni, Barbara, Thomas, Dennis und Philipp
IN MEMORIAM CHRISTIANE

Klimaneutral gedruckt. Weil jeder Beitrag zählt.

MIX Papier FSC® C083411

CPI klimaneutral
Mehr Bäume. Weniger CO_2

Wir danken dem Albert-Schweitzer-Hilfsverein, Frankfurt, und der Internationalen Albert-Schweitzer-Vereinigung (AISL), Günsbach, für die Genehmigung zum Abdruck der Fotos.

Neuausgabe 2021

Umschlaggestaltung und Satz: Neue-Stadt-Grafik
Druck: CPI – Clausen & Bosse, Leck
ISBN 978-3-7346-1270-1

Auch als eBook:
ISBN 978-3-87996-439-0

www.neuestadt.com

Wenn ihr in meinem Wort bleibt,
werdet ihr die Wahrheit erkennen,
und die Wahrheit wird euch frei machen.
(Johannes 8,31)

Die Wahrheit hat keine Stunde.
Ihre Zeit ist immer und gerade dann,
wenn sie am unzeitgemäßesten erscheint.
(Albert Schweitzer)

Um den allgemeinen
und alles durchdringenden
Geist der Wahrheit
von Angesicht zu Angesicht zu schauen,
muss man fähig sein,
das geringste Geschöpf
zu lieben wie sich selbst.
(Mahatma Gandhi)

Inhalt

Zur Neuausgabe

Eine aktuelle österreichische Studie über Vorbilder junger Leute hält als Hauptergebnis fest, dass „die Jugend wieder alten Werten wie Ehrlichkeit, Charakterstärke, Mut und Ehrgeiz“ nacheifere.[1] Werte, wie sie Albert Schweitzer auf bewundernswerte Weise verkörpert hat, wobei sein „Ehrgeiz“, besser: seine zielstrebiges Engagement nicht seiner eigenen Ehre galt, sondern im Dienst am Mitmenschen, am Leben stand. So ist es nicht verwunderlich, dass „der Urwalddoktor“ bei einer anderen, etwas älteren deutschen Befragung im Vorbilder-Ranking Jugendlicher unter den Top Ten landete – ein halbes Jahrhundert nach seinem Tod! Authentische, überzeugende Menschen veralten nicht. Zumal wenn ihre Botschaft so brandaktuell ist wie die von Albert Schweitzer: Ehrfurcht vor dem Leben, Achtung der Schöpfung, Kampf für den Frieden und eine Welt ohne Vernichtungswaffen …, die Reihe ließe sich fortsetzen. Der gebürtige Elsässer mit einer schier unglaublichen Bandbreite an Begabungen hat in seinem Leben eine Entscheidung getrof-

1 Vgl. jugendkultur.at/die-neuen-vorbilder-der-jugend-2021 (18.6.2021).

fen, die Ausdruck einer geradezu verstörend konsequenten Prioritätensetzung ist: Wichtiger als Ruhm, Karriere und eine oberflächlich verstandene Selbstverwirklichung ist das konkrete Dasein für diejenigen, die es brauchen, der „Dienst am Mitmenschen". Wer einmal selbst in irgendeiner Weise „bedürftig" geworden ist, weiß, dass nichts auf der Welt so wichtig ist wie Menschen, die einem dann nahe sind – nicht mit bloßen Worten, sondern konkret.

Albert Schweitzer als Theologe, als Prediger und als Bach-Spezialist wäre wohl bei den meisten in Vergessenheit geraten, doch durch sein Wirken in Lambarene/Gabun hat er ein Zeugnis der Menschlichkeit gegeben, das bis heute viele fasziniert. Peter Münster ist es gelungen, nach Jahrzehnten intensivster Beschäftigung mit Schweitzer und aktiver Mitarbeit im Deutschen Hilfsverein für das Albert-Schweitzer-Spital einen anschaulichen, einfühlsamen Überblick über Schweitzers Leben, Werk und Botschaft zu geben. Die Zusammenarbeit mit ihm vor der Drucklegung war außerordentlich gut, ja schön. Dass er relativ bald nach dem Erscheinen seines Buches an einer kurzen, schweren Krankheit verstorben ist, war für die, die ihn näher kannten, ein großer Schmerz. Dass seine letzte Publikation, die in erster Auflage im Jahr 2010 erschien, eine solche Nachfrage gefunden hat, dass nun eine durchgesehene Neuausgabe erscheinen kann, freut uns sehr. Und es ist ein weiteres Indiz dafür, wie lebendig Albert Schweitzers Vermächtnis ist.

Stefan Liesenfeld
VERLAG NEUE STADT

Vorwort

zur ersten Auflage

Er begleitet mich schon lange. Die erste Begegnung mit der Person und dem Werk Albert Schweitzers reicht zurück in meine Grundschulzeit (Volksschule nannte man das damals), knapp fünf Jahrzehnte ist das nun her. Ich las erstmals vom Tier- und Menschenfreund im Urwald.

Die zweite Begegnung war geistig schon intensiver: Sie fiel in meine Konfirmandenzeit. Unser Pfarrer Küstermann, ein damals junger Mann, der uns zu begeistern wusste, berichtete während einer der Unterrichtsstunden in der einjährigen Vorbereitungszeit, dass Albert Schweitzer gestorben sei, und erzählte ein wenig aus seinem Leben. Er fragte uns, ob nicht jemand bereit sei, für die nächste Stunde ein kleines Referat vorzubereiten. Ich ging auf diese Anfrage ein, beschäftigte mich erstmals etwas tiefer mit Schweitzers Denken und seinem Werk in Lambarene. Während des Studiums begegnete mir hin und wieder sein Name, doch eher am Rande: Andere Denker, bedeutende Pädagogen vor allem, standen auf dem Lehrplan des angehenden Lehrers.

Begegnung Nummer drei: Zu unserer Hochzeit im Jahr 1975 schenkte mir meine Frau die fünfbändige Ausgabe der „Gesammelten Werke“. Ich begann, Schweitzer tiefer zu entdecken, setzte mich intensiver vor allem mit seinen ethischen Gedanken auseinander. Dann standen Familie und Beruf im Vordergrund, das Interesse an Schweitzer beschränkte sich auf gelegentliche Lektüre, diese allerdings mit großer Betroffenheit und wachsender Wertschätzung.

Schließlich die Mitgliedschaft im „Deutschen Hilfsverein“ für Lambarene, die zeitweise Mitarbeit im Vorstand. Eine wertvolle Zeit. Sie führte auch dazu, dass ich nun selbst Vorträge über Albert Schweitzer hielt, dabei viele interessante Begegnungen mit Gleichgesinnten, aber auch Kritikern erlebte.

Seitdem hat er mich nicht mehr losgelassen, der große Menschen- und Schöpfungsfreund aus dem nahen Elsass. Ich habe mich gründlich in sein Werk einzulesen versucht, Bücher, Aufsätze über ihn gelesen, die Filme über ihn genossen. Die Übereinstimmung von Denken und Handeln, die sich bei ihm findet, ist beispielhaft. Bei aller Kritik an Albert Schweitzer, auf die zurückzukommen sein wird, bleibt meine Bewunderung für den großen Elsässer ungebrochen. Er ist eines der großen Vorbilder meines Lebens. Neben Jesus und Franziskus hat Albert Schweitzer meinen geistigen Werdegang, meine Einstellung zum Leben, meine Berufsauffassung am nachhaltigsten geprägt, und der umfangreiche Nachlass seines Werkes wird wohl dafür sorgen, dass ich noch manches von dem großen alten Mann werde lernen dürfen.

Ein Buch abschließen zu können, ist immer auch mit dem Gefühl der Dankbarkeit verbunden. Ich danke meiner Familie, meinen Eltern. Und ich danke den Mitarbeitern des Verlags Neue Stadt, die mich trotz Verzögerungen meinerseits stets freundlich ermuntert haben.

Peter Münster

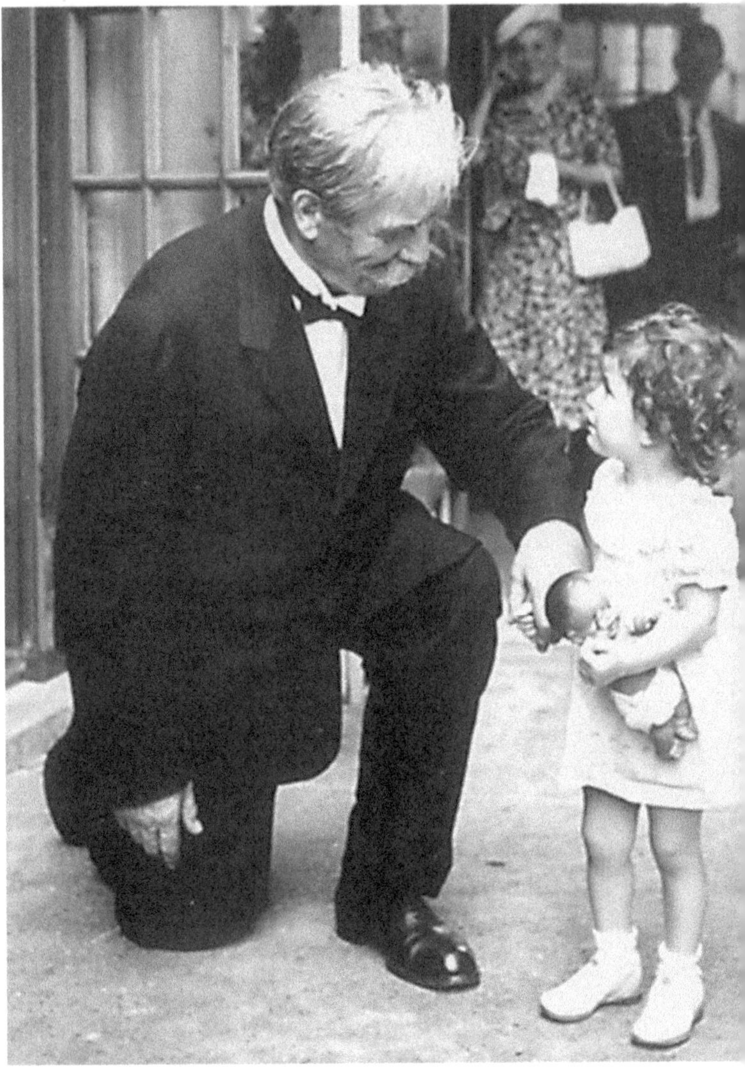

Albert Schweitzer in New York

Einstimmung: Was für ein Mensch!

„Auf die Frage, ob ich pessimistisch oder optimistisch sei, antworte ich, dass mein Erkennen pessimistisch und mein Wollen und Hoffen optimistisch ist."

Diese Selbstcharakterisierung Albert Schweitzers findet sich im Schlusskapitel seiner Autobiografie „Aus meinem Leben und Denken", die er im März 1931 in Lambarene abschloss. Den hier angesprochenen Spannungsbogen zwischen einem Pessimismus, den ihm die Erkenntnis der Welt auferlegte, und dem Optimismus, den er aus der Kraft schöpfte, Gutes tun zu dürfen und zu können, hat er selbst ausführlicher erläutert:

„Pessimistisch bin ich darin, dass ich das nach unseren Begriffen Sinnlose des Weltgeschehens in seiner ganzen Schwere erlebe. Nur in ganz seltenen Augenblicken bin ich meines Daseins wirklich froh geworden. Ich konnte nicht anders, als alles Weh, das ich um mich herum sah, dauernd mitzuerleben, nicht nur das der Menschen, sondern auch das der Kreatur ... Auch in der Beurteilung der Lage, in der sich die Menschheit zurzeit befindet, bin ich pessimistisch."

Das klingt hoffnungslos und so gar nicht nach Lebensoptimismus, Lebensbejahung, ließe man es so allein stehen. Die Unausrottbarkeit des Elends und Bösen in der Welt, die harte Wirklichkeit des Fressens und Gefressenwerdens, wie sie sich uns in der irdischen Natur offenbart, die drohende sittliche Verrohung und geistige Abstumpfung unter den Völkern – all dies hat Schweitzer in klarster Erkenntnis wahrgenommen. Und diese Erkenntnis musste ihn pessimistisch stimmen.

„Dennoch bleibe ich optimistisch." Das schrieb er nur wenige Zeilen weiter, und dieses „Dennoch" klingt geradezu kraftvoll, kämpferisch, zukunftsorientiert und hoffnungsvoll. „So sehr mich das Problem des Elends in der Welt beschäftigte, so verlor ich mich doch nie in Grübeln darüber, sondern hielt mich an den Gedanken, dass es jedem von uns verliehen sei, etwas von diesem Elend zum Aufhören zu bringen. So fand ich mich nach und nach darein, dass das Einzige, was wir an jenem Problem verstehen könnten, dies sei, dass wir unseren Weg als solche, die Erlösung bringen wollen, zu gehen hätten ... Als unverlierbaren Kinderglauben habe ich mir den an die Wahrheit bewahrt. Ich bin der Zuversicht, dass der aus der Wahrheit kommende Geist stärker ist als die Macht der Verhältnisse. Meiner Ansicht nach gibt es kein anderes Schicksal der Menschheit als dasjenige, das sie sich durch ihre Gesinnung selbst bereitet. Darum glaube ich nicht, dass sie den Weg des Niedergangs bis zum Ende gehen muss. Finden sich Menschen, die sich gegen den Geist der Gedankenlosigkeit auflehnen und als Persönlichkeiten lauter und tief genug sind, dass die Ideale ethischen Fortschritts als Kraft von ihnen ausgehen können, so hebt ein Wirken des Geistes an, das vermögend ist, eine neue Gesinnung in der Menschheit hervorzubringen. Weil ich auf die Kraft der Wahrheit und des Geistes vertraue, glaube ich an die Zukunft der Menschheit. Ethische Welt- und Lebensbejahung enthält optimistisches Wollen und Hoffen unverlierbar in sich. Darum fürchtet sie sich nicht davor, die trübe Wirklichkeit so zu sehen, wie sie ist."

Hier hebt sich die Spannung zwischen dem Pessimismus des Erkennens und dem Optimismus des Wollens und Hoffens auf: Schweitzer blieb nicht stehen bei seiner pessimistischen Welterkenntnis. Er vertraute auf die Kraft der Wahrheit, auf ein elementares ethisches Denken, das unter dem Begriff „Ehrfurcht vor dem Leben" zum tragenden Fundament seiner Philosophie und seines Handelns wurde. Mögen das Elend in der Welt, die unfassbare Not und das unschuldige Leiden vieler Menschen und Tiere, die zum Himmel schreienden Ungerechtigkeiten unter den Völkern, das schreckliche Übel der Kriege auch noch so sehr unser pessimistisches Erkennen heraufbeschwören und begründen: Wir haben die Aufgabe und die Kraft, unser Möglichstes zu tun, um das Elend zu mindern, vom Leiden zu befreien, uns mitgeschöpflich gegenüber Menschen, Tieren und Pflanzen zu verhalten. Und je mehr Menschen sich auf diese Aufgabe besinnen, je mehr Einzelne denkend die Ehrfurcht vor allem Leben für ihr eigenes Dasein verinnerlichen, desto berechtigter ist die Hoffnung auf eine Zukunft der Menschen.

Schweitzer hat dies getan, und er zählt durch sein geistiges und praktisches Lebenswerk völlig zu Recht zu einer der bedeutendsten Gestalten des 20. Jahrhunderts. Was an ihm am meisten beeindruckt, ist wohl die Kongruenz zwischen seinem Denken und seinem Handeln, ist die Konsequenz, mit der er seine Ethik umgesetzt hat in mitmenschliche und mitgeschöpfliche Praxis.

Er ist kritisiert worden als Theologe und Philosoph (am umfangreichsten durch Helmut Groos mit seiner voluminösen kritischen Würdigung „Albert Schweitzer – Größe und Grenzen“). Man hat gefragt, ob er überhaupt Christ im orthodoxen Sinne gewesen sei, hat ihm vorgeworfen, durch sein Verhalten in Lambarene als Kolonialist aufgetreten zu sein. Man hat ihn wegen der hygienischen Zustände in seinem Urwaldspital angegriffen, ihn gar wegen seines engagierten Eintretens gegen den unmenschlichen atomaren Rüstungswettlauf während des Kalten Krieges als ideologischen Steigbügelhalter des Kommunismus abzustempeln versucht.

Schweitzer selbst hat auf Kritik an seinem geistigen und praktischen Lebenswerk in der Regel nicht reagiert, sich nicht verteidigt. Er sagte einmal, solche Kritik perle an ihm ab wie das Wasser am Federkleid einer Gans.

Gerhard Rosenkranz, ehemaliger Rektor der Universität Tübingen, berichtet, Schweitzer sei durch den Rat seines

Orgellehrers Widor zu dieser Haltung gegenüber Kritikern gelangt. Dieser habe ihm gesagt: „Schweitzer, ich weiß nicht, was aus Ihnen werden wird. Aber wenn Sie in der Presse angegriffen werden, dann antworten Sie nicht." Schweitzer selbst meinte, er habe sich seitdem an das chinesische Sprichwort gehalten: „Wer nicht fechten will, mit dem kann man nicht fechten."

Wer seine Lebensleistung sieht, wer daran denkt, wie ausgefüllt sein Alltag war, der wird diese Haltung verstehen können und gutheißen. Schweitzer war sich seines Weges sicher, er ist ihn konsequent und in sich ruhend gegangen, trotz aller Höhen und Tiefen, die seinen Lebensweg ja auch markiert haben.

Er hat gelitten am Leid und Weh in dieser Welt, schon als Kind und Jugendlicher, erst recht als Erwachsener. Aber er ist nicht in der Resignation vor diesem Elend der Welt verharrt, sondern hat in aufrichtiger Menschenliebe und Lebensbejahung auf das Leiden der afrikanischen Mitmenschen reagiert, hat seine Verantwortung für die Mitgeschöpfe in Ehrfurcht vor allem Lebendigen angenommen. Das macht ihn so glaubwürdig und über die in manchen Punkten sophistische Kritik erhaben.

Karl Barth, einer der großen protestantischen Theologen des vergangenen Jahrhunderts und als Hauptvertreter der dialektischen Theologie gewiss nicht auf der Linie des liberalen Theologen Albert Schweitzer (die beiden haben sich in milder Polemik gegenseitig als Häretiker bezeichnet), sagte in seiner letzten Vorlesung an der Basler Universität im Wintersemester 1961/62 über den Urwalddoktor: „Könnte ein so problematischer Theologe wie Albert Schweitzer nicht – immer gerade vom Gegenstand der Theologie her gesehen – das bessere Teil erwählt haben und mit ihm die ersten Besten, die da und dort ohne alle theologische Besinnung versucht haben, Wunden zu heilen, Hungrige zu speisen, Durstige zu tränken, elternlosen Kindern eine Heimat zu bereiten?“

Barths Frage ist rhetorisch: Gewiss hat Schweitzer den besseren Part erwählt, indem er seine „umstrittene“ Theologie, seine von manchen akademisch für nicht ausgereift gehaltene Philosophie durch ein praktisches Christentum in konsequenter Nachfolge Jesu veredelt hat! Der Verzicht auf eine abgesicherte (und vermutlich glänzende) Universitätskarriere, seine bewusste Entscheidung für den hingebungsvollen Dienst am bedürftigen Mitmenschen in Afrika verliehen seinem geistigen Werk eine so hohe Glaubwürdigkeit, dass alle Kritik an ihm zweitrangig wirkt. Er wollte nicht das wohlsituierte Leben als Theologieprofessor, sondern suchte zielstrebig und fand die Einheit von Denken und Handeln.

Das einfache und doch so wirkmächtige Jesus-Wort „Du aber folge mir nach“ (Matthäus 9,9) war theologisch der entscheidende Impuls, der Schweitzers Leben die Richtung wies. Harald Steffahn hat seine erste Schweitzer-Biografie aus dem Jahre 1974 unter diesem Titel erscheinen lassen und darin einfühlsam und glänzend belegt, wie sehr

Albert Schweitzers Leben und Werk durch den Mann aus Nazareth geprägt waren: „Der Einfluss, den Jesus auf Schweitzers geistiges Werden von Kindheit an ausgeübt hat, ist nicht hoch genug einzuschätzen. Eine große innere Nähe überbrückte Zeiten und Räume, und am Ende lesen sich Mitleid und Opferbereitschaft, Dankbarkeit und Verzicht in Schweitzers Leben wie Gleichnisse aus dem Neuen Testament."

Schweitzer selbst beendete sein großes theologisches Hauptwerk „Geschichte der Leben-Jesu-Forschung" (1913) mit den Worten: „Als ein Unbekannter und Namenloser kommt er zu uns, wie er am Gestade des Sees an jene Männer, die nicht wussten, wer er war, herantrat. Er sagte dasselbe Wort: Du aber folge mir nach! Und stellt uns vor die Aufgaben, die er in unserer Zeit lösen muss. Er gebietet. Und denjenigen, welche ihm gehorchen, Weisen und Unweisen, wird er sich offenbaren in dem, was sie in seiner Gemeinschaft an Frieden, Wirken, Kämpfen und Leiden erleben dürfen, und als ein unaussprechliches Geheimnis werden sie erfahren, wer er ist ..." Diesem gebieterischen Ruf ist er gefolgt.

Was war er für ein Mensch, dieser Albert Schweitzer? Seine Fähigkeiten sind beeindruckend: Theologe, Philosoph, Orgelvirtuose und -bauer, Arzt, Architekt tropentauglicher Wohnungen, Schriftsteller, Handwerker, Viehzüchter, Landwirt ... Allesamt Aufgabenbereiche, die für sich allein ein Menschenleben ausfüllen könnten. Er hat sie in sich zu vereinigen gewusst. Im Zeitalter immer größer werdenden Spezialistentums mutet die Vielfalt der Tätigkeitsbereiche, in denen Schweitzer sich kompetent bewährte, schier unglaublich an. Sein Tagesablauf war ausgefüllt bis zum Äußersten dessen, was ein Mensch zu leisten imstande ist – und das bis ins hohe Alter hinein, ja eigentlich bis kurz vor seinem Tod im gesegneten Alter von 90 Jahren.

Heute kursiert das hässliche Wort vom „workaholic" als Bezeichnung für Menschen, die süchtig zu sein scheinen nach Arbeit, nach Betätigung. Gerade das aber war Schweitzer wohl nicht, trotz der Vielfalt von Aufgaben, die er sich Tag für Tag aufbürdete und oft bis zur Erschöpfung zumutete. Bei aller Arbeitsbelastung, bei aller Müdigkeit, über die er in seinen Briefen so oft klagte, schien er den Menschen, die mit ihm zu tun hatten, doch immer von einer tiefen inneren Ruhe getragen zu sein, die er aus seinem Glauben schöpfte. Liest man die Erlebnisberichte der Zeitgenossen, die ihn näher kannten – Freunde, Mitarbeiterinnen und Mitarbeiter, Kolleginnen und Kollegen, Journalisten und Schriftsteller –, so stößt man immer wieder auf diesen Wesenszug Schweitzers. Er verstand es, sich in aller Betriebsamkeit, in der übergroßen Fülle der Aufgaben in Ruhe sammeln zu können. So schrieb der elsässische Publizist Gerard Schufenecker 1965 in einer Lambarene-Impression zum 90. Geburtstag Albert Schweitzers: „Alles tut der Urwalddoktor ohne Hast nach einem genau festgesetzten Stundenplan. Für ihn ist Geduld eine Haupttugend. ‚Nur nicht so eilig, meine Herren!' Es war am Morgen seines Geburtstages, und die Fotografen hätten sich beinahe gebalgt. ‚Wir haben Zeit, nehmen Sie sich Zeit, Ihre Apparate einzustellen.' Das Spital und nur das Spital ist heute seine einzige Sorge."

Darin liegt gewiss eines der Geheimnisse der Persönlichkeit Albert Schweitzers: die Dinge in Ruhe angehen zu können, sich ganz auf eine Sache zu konzentrieren, keine Hektik aufkommen und walten zu lassen. Nur so ist wohl die bewundernswerte Effizienz zu erklären, mit der er seine wahrlich vielfältigen Aufgaben zu bewältigen wusste.

Fragt man nach den charakterlichen Merkmalen dieses außergewöhnlichen Mannes, so ist auch hier das Urteil derer, die ihn gekannt haben, von großer Übereinstimmung.

Dass er geduldig war, hörten wir schon. Nun soll dies aber nicht bedeuten, dass er nicht auch aufbrausend, impulsiv sein konnte, etwa wenn es darum ging, die einheimischen Mitmenschen zu notwendigen Arbeiten im Spitaldorf anzutreiben. Sein Temperament konnte wohl auch dazu führen, dass er – äußerst vereinzelt – auch einmal Ohrfeigen austeilte, was seinerzeit bekanntlich nicht unüblich war. Doch selbst solche emotionalen Ausbrüche und gelegentliche Schimpfwörter können nicht darüber hinwegtäuschen, mit wie viel Geduld und Nachsicht Schweitzer mit anderen Menschen umzugehen pflegte.

Die gelegentlichen emotionalen Eruptionen können erst recht nicht überdecken, was wohl Schweitzers grundlegendster Wesenszug gewesen ist: seine grenzenlose Menschen- und Schöpfungsliebe, sein tiefes Mitgefühl und Mitleid, das er den Menschen und Tieren entgegenbrachte, sein hohes Maß an Empathie im Umgang mit seinen Mitmenschen, seine tiefe Achtung vor allem Lebendigen – ein Wesenszug, der sich bis in seine Kindheit hinein zurückverfolgen lässt.

Schweitzer wollte sich nicht in den Vordergrund drängen, und doch war er eine „Führungspersönlichkeit"; er strahlte das aus, was man als natürliche Autorität bezeichnet. Schon aus seinen jungen Jahren wissen wir, dass er ohne sein Zutun, zum Beispiel im Kreise von Studenten, in Freundes- und Bekanntenkreisen rasch im Mittelpunkt stand. Elly Knapp, die spätere Gattin von Theodor Heuss, dem ersten deutschen Bundespräsidenten, und eng befreundet mit Helene Bresslau, der Ehefrau Schweitzers, berichtet davon, dass der junge Albert Schweitzer stets durch sein Auftreten, seine Wesensart, seine damals schon umfassende Bildung rasch die Aufmerksamkeit und Achtung aller auf sich lenkte. Er vermochte Menschen mitzureißen, zu begeistern. Selbst wenn er im Freundeskreis in heftigen Disputen nicht geschont wurde oder wenn man seinen Entschluss von 1905, als Arzt nach Äquatorialafrika zu gehen, entschieden tadelte, so galt doch immer: „Der Bedeutendste, das war uns immer klar, war Albert Schweitzer, der Theologe, Philosoph, Bachbiograf und Orgelspieler."

Schon früh wurde Schweitzer auch mit ganz konkreten Führungsaufgaben betraut: Noch als Vikar oblag ihm die verantwortungsvolle Funktion des Direktors des Thomasstifts in Straßburg, einer Ausbildungsstätte für angehende Pastoren. Und der energische Aufbau und vor allem der spätere Ausbau seines Urwaldspitals wäre ohne seine liebevolle Dominanz überhaupt nicht denkbar gewesen.

Es ist nur scheinbar ein Widerspruch, wenn ich als Nächstes eine Eigenschaft Schweitzers zur Sprache bringe, die so gar nicht zu seiner Autorität zu passen scheint: Er war ein zurückhaltender, ja in gewissem Sinne schüchterner Mensch. Damit meine ich nicht jenes Gehemmt- oder gar Verklemmtsein, das wir oft mit dem Wort „schüchtern" assoziieren, sondern vielmehr die Neigung, sich selbst nicht hervortun zu wollen, sich auf sich selbst zurückziehen zu können, den Trubel und Lärm der Welt zu meiden, die Stille und Andacht zu schätzen und zu suchen. Wie oft sprach Schweitzer davon, dass er sich nach Zurückgezogenheit sehne, dass er gern Zeit für sich gehabt hätte zum Ausruhen, zur Besinnung. Der Ruhm, der sich mit zunehmendem Bekanntheitsgrad einstellte und auf Weltebene mit der Verleihung des Friedensnobelpreises 1953 seinen Höhepunkt erreichte, war ihm eine schwere Bürde und Verpflichtung. Er hat ihn nicht gesucht. Vor einer größeren Menschenmenge zu reden, ist ihm auch noch in hohem Alter schwergefallen, kostete ihn jedes Mal innere Überwindung, weil er sich stets der Verantwortung bewusst war, dass seine Worte Wirkung haben würden.

Dankbarkeit war ein zentraler Begriff in Schweitzers Leben. „Das Danken ist mir eine sehr ernste Sache" schrieb er 1964 in einem Brief an seine Nichte Suzanne Oswald.

Als Kind vergoss er bittere Tränen, wenn es an Weihnachten auf väterliche Weisung darum ging, die obligatorischen Dankesbriefe für erhaltene Geschenke zu schreiben. Dieser erzwungene Dank war unecht. Umso herzlicher und inniger klingt es, wenn Schweitzer als 49-Jähriger in seinen Kindheits- und Jugenderinnerungen schreibt: „Blicke ich auf meine Jugend zurück, so bin ich vom Gedanken bewegt, wie vielen Menschen ich für das, was sie mir gaben und was sie mir waren, zu danken habe. Zugleich aber stellt sich das niederdrückende Bewusstsein ein, wie wenig ich jenen Menschen meiner Jugend von diesem Danke wirklich erstattet habe. Wie viele von ihnen sind aus dem Leben geschieden, ohne dass ich ihnen ausgedrückt habe, was die Güte oder die Nachsicht, die ich von ihnen empfing, für mich bedeutete! Erschüttert habe ich manchmal auf Gräbern leise die Worte für mich gesagt, die mein Mund einst dem Lebenden hätte aussprechen sollen."

Die fundamentalste Form der Dankbarkeit ist die Dankbarkeit dafür, dass wir überhaupt leben und unser Dasein letzten Endes Gott verdanken. Wir vergessen oft, dass wir dankbar sein sollen und können. Wir neigen oft dazu, unser Leben und unsere Gesundheit als etwas Selbstverständliches hinzunehmen, und vergessen darüber den Dank für unsere Existenz. Albert Schweitzer hat aus diesem Grundgefühl der Dankbarkeit gelebt. Und dieser

Dank war tief empfunden und aufrichtig. Sein humanitäres Lebenswerk in Lambarene wäre auf Dauer nicht haltbar gewesen ohne die selbstlose Hilfe und Unterstützung von Freunden, Mitarbeitern, Gönnern. Das wusste er natürlich, und deshalb ist er nicht müde geworden, für alles, was ihm an ideeller und materieller Hilfe zuteil wurde, seine herzliche Dankbarkeit zu bekunden. Liest man seine Berichte aus Lambarene, seine Briefe, so stößt man immer wieder auf die von ihm geäußerte Dankbarkeit, die er gegenüber den unzähligen bekannten und anonymen Helfern empfand. In einer seiner „Straßburger Predigten", gehalten im Jahre 1919, konnte Albert Schweitzer sagen: „Das Größte ist danken für alles; wer das gelernt hat, der weiß, was Leben heißt."

Wer sich auch nur ein wenig mit Schweitzers Leben und Werk auseinandersetzt, der weiß, dass solche Worte nichts Floskelhaftes an sich haben, sondern aus einer zutiefst dankbaren Menschenseele kommen.

Will man das Bild von der Persönlichkeit Schweitzers abrunden, so darf eine wichtige Eigenschaft nicht unerwähnt bleiben: Der Urwalddoktor war ein Mann des Dienens. Dass er sein Leben nach dem dreißigsten Lebensjahr aus Dankbarkeit für bis dahin erfahrene Privilegien in den Dienst an bedürftigen Mitmenschen gestellt hat, ist in einer Zeit, da das Verdienen höher im Kurs zu stehen scheint als das selbstlose Dienen, gewiss keine Selbstverständlichkeit. Natürlich gibt es auch heute noch Menschen, die dazu bereit und fähig sind. Aber in einer Welt, die oft von Gier, Korruption, Rücksichtslosigkeit, Narzissmus geprägt ist, sind solche Menschen eher rühmliche Repräsentanten einer Minderheit.

Schweitzer wusste sehr genau, warum er sich das Dienen zur Lebensmaxime erkoren hatte: nicht in der Hoffnung auf Belohnung für altruistisches Handeln, nicht im Streben nach Ruhm, sondern als Abtragen einer Schuld, die die Europäer als Kolonialisten gegenüber den Bewohnern des schwarzen Erdteils vielfältig auf sich geladen hatten. Schweitzer bekannte mehrfach, dass es für ihn ein großer Glücksfall gewesen sei, den Kranken in Lambarene zu Hilfe kommen zu dürfen. Nicht jedem, der sich in den Dienst am Mitmenschen stellen möchte, kann dieses Glück beschieden sein. Aber jeder kann seinen Beitrag zur humanitären Hilfe leisten, wenn er sich aufmerksam umsieht, wo solche Hilfe nötig und ihm möglich ist. Mag ein solcher Beitrag auch noch so klein und unscheinbar anmuten, so ist er doch von Wichtigkeit! Einem kranken Nachbarn zu helfen; einem einsamen Menschen die Stunden des Alleinseins zu verkürzen; ein trauriges Kind zu trösten; einem Menschen in der Trauer beizustehen – all das sind kleine, aber wichtige Taten der Menschenliebe, hervorgegangen aus der Bereitschaft zum Dienst am Menschen. Und Schweitzer hat ohne Zögern bejaht, dass auch ein Mensch, der sich im Tierschutz engagiert, damit einen wichtigen Beitrag zu einer friedlicheren, freundlicheren Welt leistet.

In einer Predigt konnte der „afrikanische Elsässer" seinen Zuhörern sagen: „Dienen, das ist der tiefe Sinn des Lebens, doch jeder muss suchen, welche Art des Dienens ihm bestimmt ist." Schweitzer hat in Lambarene seinen Weg des Dienens finden können, aber jeder kann „sein" Lambarene finden, wenn er nur bereit ist, seinem fühlenden Herzen zu folgen. In derselben Predigt hat Schweitzer davon gesprochen, dass demjenigen, der zum Dienen bereit ist, auch die Seligkeit des Dienens erfahrbar wird.

Der Dienst an den Bedürftigen war für ihn die „Nagelprobe" des Christentums. In unmissverständlicher Klarheit und Deutlichkeit hielt Schweitzer dies den christlichen Völkern vor Augen: „Draußen in den Kolonien geht es trostlos zu. Wir – die christlichen Nationen – schicken den Abschaum unserer Gesellschaft hin; wir denken nur daran, wie wir aus den dortigen Menschen viel herausziehen ..., kurz, was draußen vorgeht, ist ein Hohn auf Menschheit und Christentum. Soll die Schuld einigermaßen gesühnt werden, so müssen wir Menschen hinausschicken, die im Namen Jesu Gutes tun, nicht ‚bekehrende' Missionare, sondern Menschen, die das an den Armen tun, was man tun muss, wenn die Bergpredigt und die Worte Jesu zu Recht bestehen. Bringt das Christentum dies nicht fertig, so ist es gerichtet."

Die Reihe der positiven Charaktereigenschaften, die man Schweitzer attestiert hat, ließe sich mühelos fortsetzen: zuverlässig, glaubwürdig, aufrichtig, bescheiden, verzeihend, hilfsbereit, großherzig, heiter trotz großer Ernsthaftigkeit seines Denkens, liebevoll – um nur einige zu nennen. Ist das Heldenverehrung? Eher ist es ein Ausdruck der Tatsache, dass viele ihn als wahrhaft außergewöhnliche Persönlichkeit wahrgenommen haben. Dass Schweitzer zu all dem auch noch über eine gehörige Portion Humor verfügte, soll nicht verschwiegen werden. Im Gegenteil, es ist zum Verständnis des Menschen Albert Schweitzer so unverzichtbar, dass ich dem Thema „Humor bei Albert Schweitzer" ein eigenes kleines Kapitel gewidmet habe.

Schweitzer hat oft betont, dass die Seele eines Menschen letztlich ein Geheimnis bleibt, vor dem wir Respekt haben sollen. Im Bemühen darum haben wir zunächst ein paar flüchtige Blicke auf den Menschen Albert Schweitzer geworfen. Im Folgenden werden wir die wichtigsten Stationen seines langen, facettenreichen Lebens nachzeichnen.

DAS LEBEN

Kindheit und Jugend

Kaysersberg heißt der Geburtsort im Elsass. Am 14. Januar 1875 kam Albert Schweitzer als zweites von insgesamt fünf Kindern des protestantischen Pfarrers Ludwig (Louis) Schweitzer und dessen Frau Adele (geborene Schillinger) zur Welt. In seinen Kindheits- und Jugenderinnerungen schildert Schweitzer, er habe sich als Knabe sehr viel darauf eingebildet, in der Stadt des berühmten mittelalterlichen Predigers Geiler von Kaysersberg (1445–1510) und zudem noch in einem ausgezeichneten Weinjahr geboren zu sein.

Das Elsass war seit dem 9. Juni 1871 staatsrechtlich von Frankreich abgetrennt und gehörte nun „für immer“ dem Deutschen Reich an. Dieses „für immer“ dauerte nicht lange. Als das Elsass durch die Wirren des Ersten Weltkriegs wieder zu Frankreich kam, war das für Schweitzer eine der schwersten Krisen seines Lebens.

Albert war also Deutscher, als er 1875 geboren wurde. Als er sechs Monate alt war, wurde dem Vater die Pfarrstelle im nicht weit entfernten Günsbach angetragen. Günsbach blieb zeitlebens Schweitzers europäische Heimat und ist bis auf den heutigen Tag unauflöslich mit seinem Namen durch das Albert-Schweitzer-Archiv und -Museum verbunden.

Der kleine Albert war ein schwächlicher, untergewichtiger Säugling. Einmal wurde er wegen seiner gelblichen Hautfarbe gar für tot gehalten; Nachbarn tuschelten hinter vorgehaltener Hand, die erste Beerdigung, die der neue Pfarrer in Günsbach durchzuführen habe, sei wohl die des kleinen Albert. „Aber die Milch der Kuh des Nachbars Leopold und die gute Luft Günsbachs taten Wunder an mir. Vom zweiten Jahre an gesundete ich und wurde ein kräfti-

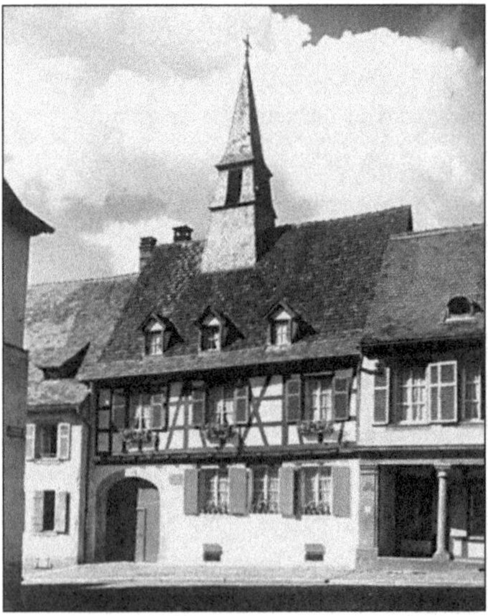

Links: Albert Schweitzers Geburtshaus im elsässischen Kaysersberg

Rechts: Familie Schweitzer, 1888.
Stehend (von links nach rechts): Louise, Albert, Adele. Sitzend: Marguerite, Mutter Adele, Paul und Vater Louis

ger Knabe." Gelobt seien Leopolds Kuh und Günsbachs gute Luft sowie die Fürsorge der Eltern, die dem schwächlichen Kind letztendlich eine außergewöhnlich robuste Gesundheit und geradezu biblische Lebensdauer bescherten.

Günsbach war auch im Hinblick auf die geistige Entwicklung des Jungen von nicht geringer Bedeutung. Schon früh lernte Albert kennen, was man heute ökumenischen Geist nennen würde. Die Günsbacher Kirche war eine sogenannte Simultankirche, womit gemeint ist, dass sich die evangelische und die katholische Ortsgemeinde dieses Gotteshaus teilten. Zudem war Vater Schweitzer ein weltoffener, liberaler Theologe, dem es keine Schwierigkeiten bereitete, sich mit dem katholischen Amtsbruder zu arrangieren,

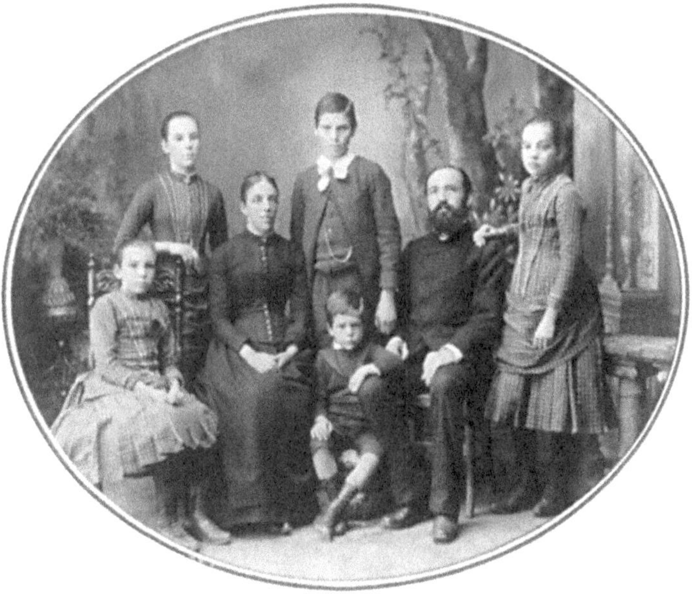

und der stets ein über die konfessionellen Grenzen hinaus für jedermann offenes Pfarrhaus leitete. Es scheint, als seien liberal-theologisches Denken und Offenheit für die Mitmenschen dem kleinen Albert schon von der Familie her mit auf den Weg gegeben. Vater Ludwig war übrigens in Günsbach fünfzig Jahre als geschätzter Seelsorger tätig.

Wir sind über Albert Schweitzers Kindheit und Jugend recht gut aus erster Quelle unterrichtet. Als 49-Jähriger (1924) veröffentlichte er seine Erinnerungen an seine frühen Jahre. Nun gibt es kritische Geister, die davor warnen, die Aufzeichnungen eines reifen Mannes über seine eigene Kindheit und Jugend allzu ernst zu nehmen, denn der zeitliche Abstand und die Tücken des menschlichen Erinnerungsvermögens könnten zu einer verzerrenden oder sentimental verklärten Rückschau führen. Schweitzer freilich verfügte bis ins hohe Alter über ein ausgezeichnetes Gedächtnis, wie viele seiner Weggefährten und Bekannten einhellig bekundeten. So ist davon auszugehen, dass auch seine Kindheits- und Jugenderinnerungen einen hohen Grad an Authentizität aufweisen. Sie umfassen im Wesentlichen seine Lebensspanne als Schüler, und die Anschaulichkeit, mit der er die ihm wichtigen und bleibenden Szenen aus dieser Zeit geschildert hat, ist beeindruckend. Zudem macht sie die sprachliche Schönheit auch heute noch zu einem wahren Lesevergnügen. Schweitzer war ein Meister darin, einfach und tief zugleich zu erzählen.

Wenn ich im Folgenden etwas ausführlicher auf die Kindheits- und Jugenderinnerungen Schweitzers eingehe, so hat das seinen Grund darin, dass in ihnen schon keimhaft angelegt ist, was sich später insbesondere in seiner Ehrfurchtsethik entfaltet hat. Wir wissen aus der Psychoanalyse, wie prägend kindliche Erlebnisse für unser ganzes Leben sein können. So verwundert es auch nicht, dass es ein Psychoanalytiker war, der den Anstoß gab zu diesem viel gelesenen Erinnerungsbuch Schweitzers. Schweitzer befand sich in den Vorbereitungen zu seinem zweiten Lambarene-Aufenthalt (1924–1927), als er während einer Reise durch die Schweiz einen zweistündigen Aufenthalt in Zürich nutzte, um seinen Freund Oskar Pfister zu besuchen. Dieser war dort als Psychoanalytiker und Pfarrer tätig. Während dieser Verschnaufpause forderte der Freund den Besucher auf, ihm aus seiner Kindheit und Jugend zu erzählen, um es später für eine Jugendzeitschrift zu verwerten. „Später ließ er mir dann das, was er in jenen zwei Stunden nachstenografiert hatte, zukommen. Ich bat ihn, es nicht zu veröffentlichen, sondern es mir zur Vervollständigung zu überlassen. Kurz vor meiner Abfahrt nach Afrika, an einem Sonntagnachmittage, als Regen und Schnee durcheinander gingen, schrieb ich als Schlusswort zum Erzählten Gedanken nieder, die mich im Rückblick auf meine Jugend bewegten."

Am 27. September 1922 schrieb Schweitzer während einer Eisenbahnfahrt einen Brief an Oskar Pfister, in dem er dem Züricher Freund die Fertigstellung des Manuskripts seiner Jugenderinnerungen mitteilte. Dieser Brief ist insofern von Bedeutung, als Schweitzer darin die pädagogische

Absicht darlegte, die er mit diesem schmalen Buch verfolgte:

„Nun aber schicke ich dir nicht dein überarbeitetes Manuskript, sondern etwas ganz Neues. Als ich nämlich an die Überarbeitung ging, wurde mir ein Dreifaches klar, was ich vorher nicht bedacht hatte. Erstens: dass die Angaben, die ich dir damals diktierte, nur zu einem Teil auf Kinder berechnet sind. Die Studentenjahre liegen schon jenseits des kindlichen Horizonts. Zweitens: dass so Intimes eigentlich als Selbsterzähltes auftreten muss. Drittens: dass für Kinder ein moralischer Schluss dran gehört.

Und so bin ich müder Mensch daran gegangen, dir in einem Tag und einer Nacht etwas zusammenzuschreiben, was sich in den Erlebnissen bis zur Konfirmation hält und nur darüber einen kleinen Ausblick auf die Entstehung des Missionsarztgedankens gibt und zugleich in einer Moral gipfelt."

Pädagogisches Wirken war Schweitzer eine Herzensangelegenheit. Schon als Vikar in Straßburg hatte er ernsthaft erwogen, sich erzieherisch um arme Waisenknaben zu kümmern. Der Plan gelangte nicht zur Verwirklichung. In etlichen seiner Briefe bekundete Schweitzer sein lebhaftes Interesse an pädagogischen Fragen. Auch seine für ein breites Publikum geschriebenen Aufzeichnungen „Zwischen Wasser und Urwald", die „Mitteilungen aus Lambarene" und das spätere Buch „Afrikanische Geschichten" lassen immer wieder den Pädagogen Albert Schweitzer durchscheinen. Und schließlich sind fast alle seine Predigten in pädagogischer Absicht gehalten worden. Das „Schulmeisterdenken", so sagte er einmal von sich, lag ihm im Blut, denn immerhin hatten einige seiner direkten Vorfahren und Verwandten im Lehrerberuf gestanden.

Schweitzers Erinnerungen an die frühen Lebensjahre sind oft zitiert und kommentiert worden. Die Bewertungen fielen durchaus unterschiedlich aus: von „einfache, im Plauderton gehaltene, harmlose Episoden aus der Jugendzeit" bis hin zu „pädagogisches Juwel" reicht die Palette der Urteile. Der Literaturnobelpreisträger Hermann Hesse bezeichnete sie als das ihm Liebste und Schönste, was die Feder Schweitzers hervorgebracht hat, und nannte als Grund dafür die Schönheit der Sprache und die schlichte Wahrheit des Erzählten. Schweitzer selbst nannte sie in dem schon zitierten Brief an Pfister eine herrliche Einleitung zu seinem bereits veröffentlichten Erzählband „Zwischen Wasser und Urwald".

Die erste Erinnerung, von der Schweitzer zu erzählen wusste, war die an den „Teufel". Er erschien ihm, während er mit drei oder vier Jahren an dem sonntäglich vom Vater gehaltenen Gottesdienst teilnahm, hoch oben auf der Orgel-Empore in Gestalt eines bärtigen, zotteligen Gesichts, das in die Kirche hineinschaute. Solange die Gemeinde sang und die Orgel ertönte, war dieses furchterregende, sich hin und her bewegende Antlitz sichtbar. Sobald jedoch der Vater mit der Verkündigung von Gottes Wort begann, verschwand das Gesicht, als müsse es der Autorität des Wortes weichen. Schweitzer meinte: „Diese allsonntäglich erlebte Theologie gab den bestimmenden Ton in meiner kindlichen Frömmigkeit an." Erst viel später löste sich für Albert das beängstigende Geheimnis des vermeintlichen Teufels. Es war das Gesicht des Organisten und Dorflehrers Vater Iltis, das über einen an der Orgel angebrachten Spiegel in den Kirchenraum hinunterblickte, um zu sehen, wann Alberts Vater zum Altar ging oder die Kanzel betrat.

Ebenfalls in die frühe Kindheit reicht ein Erlebnis zurück, das für den kleinen Albert Anlass war, sich zum ersten Mal mit Bewusstsein vor sich selbst zu schämen. Eine Biene hatte den kleinen Jungen gestochen, und mit seinem wehleidigen Geschrei trommelte er rasch das ganze Haus zusammen. Alle liefen in den Garten, um das jammernde Kerlchen zu trösten. Der Vater musste sich gar Vorwürfe der Mutter gefallen lassen, weil er am Bienenstock hantierte, ohne auf den Kleinen Rücksicht zu nehmen. Albert genoss die bedauernde Aufmerksamkeit, die ihm von allen Seiten zuteil wurde, und weil er ganz im Mittelpunkt des Geschehens stand, in seinem Kummer interessant geworden war, weinte er mit Genugtuung weiter, selbst als er keinen Schmerz mehr verspürte. Als ihm dies bewusst wurde, schämte er sich wegen seiner Heuchelei und kam sich dabei so schlecht vor, dass er noch tagelang darüber unglücklich war. Die selbsterzieherische Konsequenz, die Schweitzer als Erwachsener aus dieser frühkindlichen Inszenierung zog, war typisch für seinen Charakter: „Wie oft hat mich dieses Erlebnis gewarnt, wenn ich als Erwachsener in Versuchung kam, mit dem, was mir widerfuhr, wichtig zu tun."

Schüler zu werden war für den Jungen kein Ereignis, auf das er sich gefreut hätte. Als ihn der Vater erstmals in die Günsbacher Schule führte, weinte der Kleine den ganzen Weg bittere Tränen. Er ahnte, dass es von nun an mit den geliebten Tagträumereien und der unbeschwerten, herrlichen Freiheit in der schönen Landschaft des Münstertals zu Ende wäre. Aus dieser Erfahrung zog Schweitzer Konsequenzen für sein weiteres Leben: „Auch später hat sich mein Ahnen nie von dem schönen Schein, in dem sich das Neue darbot, blenden lassen. Immer bin ich ohne Illusionen in das Unbekannte hineingestiegen."

Ein großes Erlebnis aus dieser Zeit war für Albert die Begegnung mit dem Juden Mausche. Dieser Jude, der Viehhandel betrieb, zog mit seinem Eselskarren gelegentlich auch durch Günsbach. Die pubertierenden Jungen aus dem Dorf machten sich einen makaberen Spaß daraus, dem graubärtigen Mann hinterherzulaufen und ihn zu verspotten. Die Mutigsten drehten dabei die Zipfel ihrer Jacken zu Schweinsohren. Die Reaktion des alten Mannes beschämte Albert zutiefst. Statt sich mit Schimpfworten oder einem Wutausbruch gegen die Häme der frechen Jungen zur Wehr zu setzen, zog er ruhig und gelassen mit seinem Eselskarren weiter, drehte sich zu den Lausbuben um und lächelte ihnen verlegen und gütig zu. Was für eine entwaffnende Geste war dies für Albert: „Dieses Lächeln überwältigte mich. Von Mausche habe ich zum ersten Mal gelernt, was es heißt, in Verfolgung still zu schweigen. Er ist ein großer Erzieher für mich geworden. Von da an grüßte ich ihn ehrerbietig. Später, als Gymnasiast, nahm ich die Gewohnheit an, ihm die Hand zu geben und ein Stückchen Weges mit ihm zu gehen. Aber nie hat er erfahren, was er für mich bedeutete. Es ging das Gerücht, er sei ein Wucherer und Güterzerstückler. Ich habe es nie nachgeprüft. Für mich ist er der Mausche mit dem verzeihenden Lächeln geblieben, der mich noch heute zur Geduld zwingt, wo ich zürnen und toben möchte."

Wie alle Jungen in diesem Alter ging auch Albert Gelegenheiten, seine Körperkräfte mit den anderen Burschen zu messen, nicht aus dem Weg, freilich ohne dabei streitsüchtig zu sein. Einmal gelang es ihm, den größeren und als stärker geltenden Schulkameraden Georg Nitschelm im Ringkampf zu bezwingen. Als der unter ihm lag, presste er die Worte hervor: „Ja, wenn ich alle Woche zweimal Fleischsuppe zu essen bekäme wie du, da wäre ich auch so stark wie du." Albert war erschüttert: „Georg Nitschelm hatte mit böser Deutlichkeit ausgesprochen, was ich bei anderen Gelegenheiten schon zu fühlen bekommen hatte. Die Dorfknaben ließen mich nicht ganz als einen der ihrigen gelten. Ich war für sie der, der es besser hatte als sie, das Pfarrerssöhnle, das Herrenbüble. Ich litt darunter, denn ich wollte nichts anderes sein und es nicht besser haben als sie. Die Fleischsuppe wurde mir zum Ekel. Sowie sie auf dem Tisch dampfte, hörte ich Georg Nitschelms Stimme." Auch aus diesem Erlebnis, das ihm bewusst machte, gegenüber den anderen Dorfjungen privilegiert zu sein, zog Albert mit der für ihn typischen Beharrlichkeit Schlussfolgerungen für sein Verhalten. Er weigerte sich von nun an standhaft, anders gekleidet zu gehen als seine Altersgenossen. Selbst als ihm der Vater eine Ohrfeige verpasste, weil Albert sich sträubte, zum Gottesdienst einen Wintermantel anzulegen („Aber kein Dorfknabe trug einen Mantel!"), ließ sich der widerborstige Sohn nicht erweichen: „Es half nichts. Man musste mich ohne Mantel zur Kirche mitnehmen. Jedes Mal nun, wenn ich den Mantel anziehen sollte, gab es dieselbe Geschichte. Was habe ich wegen dieses Kleidungsstückes Schläge bekommen! Aber ich blieb standhaft."

Auch der Versuch der Mutter, ihm beim Einkauf in Straßburg eine hübsche Matrosenmütze aufzureden, schlug fehl. Am Ende und nach peinlichen Szenen mit der Verkäuferin zog Albert mit einem Ladenhüter, einer braunen Kappe, die sich an den Ohren herunterklappen ließ, freudestrahlend ab. Seine sture Solidarität mit den Dorfknaben in Sachen Garderobe hatte wieder gesiegt. Auch in der Frage nach Fäustlingen und Holzschuhen blieb der starrköpfige Junge fest, selbst wenn es Ohrfeigen gab oder er zur Strafe in den Keller gesperrt wurde. Der Wunsch nach Gleichstellung und damit Anerkennung, die Peinlichkeit, andernfalls von den Kameraden als verwöhntes „Herrenbüble" verspottet zu werden, waren stärker als die Furcht vor den Auseinandersetzungen mit den erbosten Eltern.

Eine schreckliche Erfahrung wurde ihm zuteil, als ein Freund ihn verriet. Albert hatte zum ersten Mal das Wort

„Krüppel" gehört, wusste es in seiner Bedeutung nicht richtig einzuordnen und hielt es vage für einen Ausdruck besonders starken Missfallens. Einer neuen Lehrerin war es wegen ihrer Unerfahrenheit noch nicht gelungen, Alberts Anerkennung zu erwerben, weshalb er sie für sich mit dieser dubiosen Bezeichnung versah. Seinem Freund teilte er beim Kühehüten mit, dass er das Fräulein Goguel für einen Krüppel halte. Er nahm dem Kameraden das Versprechen ab, mit niemand anderem dieses Geheimnis zu teilen. Wenig später gerieten die beiden auf dem Schulweg in Streit. Da drohte der andere Junge Albert damit, der Lehrerin zu verraten, dass er sie Krüppel genannt habe. Albert nahm diese Drohung nicht ernst, weil er einen solch bodenlos gemeinen Verrat schlichtweg für unmöglich hielt. Aber das Unfassbare geschah; Albert wurde bei der Lehrerin wegen seiner respektlosen Äußerung verpetzt. Zwar blieb dieser Verrat für ihn ohne persönliche Folgen, weil Fräulein Goguel die infame Denunziation ignorierte. Doch für Albert war ein Teil seiner Welt zusammengebrochen: „Das erste Erleben von Verrat schlug alles in Scherben, was ich bisher vom Leben gedacht und erwartet hatte. Ich brauchte Wochen, bis ich mich damit abgefunden hatte. Nun war ich wissend geworden über das Leben. Ich trug die bittere Wunde an mir, die es uns allen schlägt und die es durch immer neue Streiche [= Schläge] offen hält. Von den Streichen, die ich seitdem empfangen habe, waren manche schwerer als der erste. Aber so geschmerzt wie jener hat keiner."

Noch vor seiner Schulzeit wurde Albert von seinem Vater, der selbst einfühlsam auf dem Klavier zu improvisieren verstand, musikalisch unterrichtet. Der Vater war es auch, der ihn früh mit biblischen Geschichten vertraut machte. Als Albert acht Jahre alt war, erhielt er ein Neues Testament, in dem er eifrig las. Schon in diesem frühen Lebensalter machte sich der kritische Forschergeist des späteren liberalen Theologen bemerkbar, denn Albert wurde durch die Bibellektüre mit für ihn durchaus ernsthaften Fragen konfrontiert: „Zu den Geschichten, die mich am meisten beschäftigten, gehörte die von den Weisen aus dem Morgenland. Was haben die Eltern Jesu mit dem Gold und den Kostbarkeiten gemacht, die sie von diesen Männern bekamen?, fragte ich mich. Wie konnten sie nachher wieder arm sein? Ganz unbegreiflich war mir, dass die Weisen aus dem Morgenland sich später um das Jesuskind gar nicht mehr bekümmerten. Auch dass von den Hirten zu Bethlehem nicht erzählt wird, sie seien nachher Jünger Jesu geworden, gab mir schweren Anstoß."

Dass Schweitzer später zu einem der produktivsten Briefschreiber werden sollte (mehr als 10 000 Briefe sind archiviert), hätte er sich in seiner Jugend wohl nicht vorstellen können. Im Gegenteil: Das Briefschreiben war ihm verhasst, weil es unfreiwillig auf unnachgiebigen Druck des Vaters zu geschehen hatte. Jedes Jahr nach den Weihnachtstagen verlangte der in dieser Hinsicht gestrenge Herr von den Kindern, sich brieflich für die erhaltenen Weihnachtsgeschenke zu bedanken. „Heute aber werden die Briefe geschrieben!

Die Weihnachtsgeschenke nehmt ihr an. Aber wenn's dann heißt, an die Dankesbriefe gehen, da seid ihr zu faul. Darum dran! Und ich will keine verdrossenen Gesichter sehen!" Für Albert war diese Dankespflicht ein Martyrium, fiel es ihm doch unsagbar schwer, sich die passenden Worte für diese anbefohlenen Pflichtschreiben abzuringen. Einmal fing er gar unmittelbar nach der weihnachtlichen Bescherung zu weinen an, weil er das Schreckgespenst der unvermeidlichen Briefe vor Augen hatte.

Mit neun Jahren wechselte Albert auf die Realschule nach Münster. Er genoss es, die drei Kilometer Schulweg am Morgen und späten Nachmittag allein zu gehen und freute sich dabei am jahreszeitlichen Wechsel der reizvollen Natur und dass er Zeit hatte, seinen Gedanken freien Lauf zu lassen. In der Realschule wurde er in Religion von Pfarrer Schäffer unterrichtet, der es hinreißend verstand, den jungen Menschen biblische Geschichten zu erzählen. Von diesem Pfarrer erhielt Albert den Spitznamen „Isaak" („der Lacher"), weil seine Mitschüler es immer wieder fertigbrachten, ihn während des Unterrichts zum störenden Kichern und Lachen zu bewegen. Mehr als einmal wurde er wegen dieser jugendlichen Unsitte durch einen Klassenbucheintrag getadelt. „Dabei hatte ich gar keinen heiteren Charakter, sondern war schüchtern und verschlossen."

In diesem frühen Alter bemerkte Albert an sich eine Eigenschaft, die ihm Angst bereitete. Er neigte zum Jähzorn, was ihm beim Kartenspiel mit der Schwester Adele bewusst wurde. „Ich nahm jedes Spiel furchtbar ernst und erzürnte mich, wenn andere nicht ebenfalls mit ganzer Hingebung spielten. Mit neun oder zehn Jahren schlug ich einst meine Schwester Adele, weil sie in einem Spiele eine lässige Gegnerin war und mir durch ihre Gleichgültigkeit einen leichten Sieg zukommen ließ. Von jener Zeit an bekam ich Angst vor meiner Spielleidenschaft und gab nach und nach alles Spielen auf. Eine Karte habe ich nie anzurühren gewagt." Mit gleicher Konsequenz gewöhnte er sich später als Student das Rauchen ab, als er merkte, dass es ihm zur Leidenschaft und damit gefährlich geworden war.

Schon früh litt der junge Albert an dem vielen Elend, das er in der Welt sehen musste. Und dieses (Mit-)Leiden beschränkte sich nicht allein auf arme, kranke, benachteiligte Menschen, sondern umfasste auch den Schmerz und die Not, denen „die armen Tiere" ausgeliefert waren. Das Bild eines hinkenden alten Pferdes, das unter Stockschlägen nach Colmar ins Schlachthaus getrieben werden sollte, verfolgte den Jungen wochenlang. Dieses Mitleid gegenüber dem Tier veranlasste den kleinen Albert dazu, die tierischen Mitgeschöpfe in das abendliche Gebet einzubeziehen. „Ganz unfassbar erschien mir – dies war schon, ehe ich in die Schule ging –, dass ich in meinem Abendgebete nur für Menschen beten sollte. Darum, wenn meine Mutter mit mir gebetet und mir den Gute-Nacht-Kuss gegeben hatte, betete ich heimlich noch ein von mir selbst verfasstes Zusatzgebet für alle lebendigen Wesen. Es lautete: ‚Lieber Gott, schütze und segne alles, was Odem hat, bewahre es vor allem Übel und lass es ruhig schlafen!'" Dieses heimlich gesprochene Zusatzgebet mutet wie eine frühe Ahnung dessen an, was später zum Hauptgedanken von Schweitzers Philosophie wurde: Ehrfurcht nicht nur vor dem menschlichen, sondern grundsätzlich vor allem Leben.

Noch deutlicher wird diese frühe Ahnung in dem wohl bekanntesten und gewiss am häufigsten zitierten und besprochenen Kindheitserlebnis Schweitzers. Gemeint ist die widerwillig mit dem Schulkameraden Heinrich Bräsch geplante Vogeljagd mit selbst gebauten Steinschleudern. Der damals wohl etwa siebenjährige Albert hatte sich von seinem Kumpan dazu überreden lassen, im nahen Rebberg diese Schleudergeräte an Vögeln auszuprobieren. Um nicht als Feigling ausgelacht zu werden, stimmte Albert dem Vorhaben zu, nahm sich jedoch vor, absichtlich danebenzuschießen. Als sich die beiden Lausbuben nahe genug angeschlichen und die Gummischnüre schon gespannt hatten, ertönten vom Dorf her die Kirchenglocken: „Für mich war es eine Stimme aus dem Himmel. Ich tat die Schleuder weg, scheuchte die Vögel auf, dass sie wegflogen und vor der Schleuder meines Begleiters sicher waren, und floh nach Hause. Und immer wieder, wenn die Glocken der Passionszeit in Sonnenschein und kahle Bäume hinaus klingen, denke ich ergriffen und dankbar daran, wie sie mir damals das Gebot ‚Du sollst nicht töten' ins Herz geläutet haben. Die Art, wie das Gebot, dass wir nicht töten und quälen sollen, an mir arbeitete, ist das große Erlebnis meiner Kindheit und Jugend. Neben ihm verblassen alle anderen."

Der junge Albert hatte noch andere prägende Erlebnisse mit Tieren, die ihm zeigten, wie verführbar der Mensch ist, seine Macht über die tierischen Mitgeschöpfe zu missbrauchen. Zur Familie Schweitzer gehörte eine Zeitlang ein stattlicher gelbfarbener Hund namens Phylax, der wie so manche seiner Artgenossen eine aggressive Abneigung gegen Uniformträger hegte. Phylax hatte sich schon einmal am Dorfgendarmen vergriffen und auch den Briefträger im Visier. Um weiteres Unheil zu vermeiden, wurde Albert vom Vater beauftragt, den angriffslustigen Vierbeiner im Zaum zu halten, sobald der Uniformierte sich dem Pfarrhaus näherte. „Mit einer Gerte trieb ich ihn in einen Winkel des Hofs und ließ ihn nicht hinaus, bis der Briefträger wieder fort war. Welch stolzes Gefühl, als Tierbändiger vor dem bellenden und zähnefletschenden Hund zu stehen und ihn mit Schlägen zu meistern, wenn er aus dem Winkel ausbrechen wollte! Aber das stolze Gefühl hielt nicht an. Wenn wir nachher wieder als Freunde beieinandersaßen, klagte ich mich an, dass ich ihn geschlagen hatte. Ich wusste, dass ich ihn vom Briefträger auch abhalten könnte, wenn ich ihn beim Halsband fasste und streichelte. Wenn die fatale Stunde aber wieder kam, erlag ich wiederum dem Rausch, Tierbändiger zu sein ..."

Ähnlich erging es ihm mit dem alten Pferd des Nachbarn, der Albert in den Ferien erlaubt hatte, Fuhrmann zu sein. Mit der Peitsche trieb der Junge das arme Geschöpf bis zur Erschöpfung und war stolz darauf, sich dieses große Tier gefügig zu machen. Als er beim Ausschirren jedoch merkte, wie ausgepumpt das alte Tier war, überkamen ihn Reue und Mitleid, und er bat das geschundene Pferd stumm um Vergebung.

In den Weihnachtsferien kutschierte Albert einmal mit dem Schlitten durchs Dorf, als plötzlich der als böse geltende Hund des Nachbarn Löscher laut kläffend auf das Schlittenpferd zustürzte. Albert versetzte dem ungestümen Hund einen gezielten Peitschenhieb ins Auge und musste mit ansehen, wie sich das Tier heulend vor Schmerz im Schnee wälzte. Noch lange verfolgte ihn die klagende Stimme des Hundes.

Zweimal ließ sich Albert von anderen Dorfjungen zum Angeln überreden. Doch die Misshandlung der aufgespießten Würmer und die zerrissenen Mäuler der gefangenen Fische hielten ihn künftig davon ab, ja er war mutig genug, anderen Kameraden das Fischen auszureden.

Schweitzer zog für sich eine bleibende Lehre aus diesen markanten Erlebnissen mit Tieren: „Aus solchen mir das Herz bewegenden und mich oft beschämenden Erlebnissen entstand in mir langsam die unerschütterliche Überzeugung, dass wir Tod und Leid über ein anderes Wesen nur bringen dürfen, wenn eine unentrinnbare Notwendigkeit dafür vorliegt, und dass wir alle das Grausige empfinden müssen, das darin liegt, dass wir aus Gedankenlosigkeit leiden machen und töten. Immer stärker hat mich diese Überzeugung beherrscht. Immer mehr wurde mir gewiss, dass wir im Grunde alle so denken und es nur nicht zu bekennen und zu bestätigen wagen, weil wir fürchten, von den andern als ‚sentimental' belächelt zu werden, und auch weil wir uns abstumpfen lassen. Ich aber gelobte mir, mich niemals abstumpfen zu lassen und den Vorwurf der Sentimentalität niemals zu fürchten."

Der Wechsel auf das Mülhauser Gymnasium (1885) brachte für Albert auch den vorübergehenden Abschied vom vertrauten Günsbacher Pfarrhaus. Tante Sophie und Onkel Louis, ein kinderloses Ehepaar, nahmen den Neffen in ihre Obhut, weil es den Eltern sonst nicht möglich gewesen wäre, Alberts Schulbesuch in Mülhausen (Mulhouse) zu bezahlen. In seinem neuen Zuhause musste sich Albert an einen bis ins Kleinste geordneten, von Pflichten erfüllten Alltag gewöhnen. Seine Zeit war streng reglementiert. Onkel Louis war nach längeren beruflichen Auslandserfahrungen in Neapel zu jener Zeit Direktor der Elementarschulen in Mülhausen, stand also im Lehrerberuf. Tante Sophie führte im Hause ein liebevoll strenges Regiment. Hausaufgaben, Klavierübungen („Du weißt nicht, wozu dir die Musik einst im Leben gut sein wird"), Lesezeit, sonntägliche Spaziergänge – all das hatte seinen festen Platz im Terminkalender der resoluten Tante.

In dieser Mülhauser Zeit entwickelte der Gymnasiast Albert eine grenzenlose Lesewut, die ihn ein Leben lang begleiten sollte. Neben den Büchern, die er geradezu verschlang, galt sein Leseinteresse vor allem der täglichen Zeitungslektüre. Da die gute Tante Sophie ihn im Verdacht hatte, nur den Feuilletonteil und Sensationsnachrichten über Mordgeschichten lesen zu wollen, kam es zu einem intensiven Examen, bei dem Onkel Louis durch gezielte Fragen zur aktuellen Politik den jungen Zeitungsleser auf die Ernsthaftigkeit seiner Lektüre überprüfte. Albert bestand dieses inoffizielle Examen mit Bravour und wurde dafür fortan als ernst zu nehmender Gesprächspartner in politischen Fragen akzeptiert. Seine Leidenschaft für das Zeitunglesen hat sich Schweitzer übrigens erhalten. Selbst im Urwald Zentralafrikas gelangten mehrere abonnierte Zeitschriften und Fachmagazine regelmäßig auf seinen Schreibtisch.

Eine belanglos scheinende, für Alberts Verhältnis zur gestrengen Tante Sophie jedoch wichtige Episode soll nicht unerwähnt bleiben. Albert litt in seiner Mülhauser Zeit sehr darunter, dass er sich von der so geliebten Natur des heimischen Münstertales abgeschnitten fühlte. An einem sonnigen Frühlingsnachmittag bemerkte die Tante, wie der Junge sehnsüchtig seinen Blick zum Fenster hinaus in die Weite schweifen ließ. Sie spürte, was diese stumme Geste zu bedeuten hatte, durchbrach das strenge Alltagsreglement und unternahm mit dem heimwehkranken Neffen einen langen, bis in die Abendstunden dauernden Spaziergang. Durch diese feinfühlige Reaktion änderte sich das Verhältnis zur sonst so disziplinierenden Tante: „Ich wusste jetzt, dass die Frau, die mich so streng, ja manchmal pedantisch streng erzog, Herz hatte und meine Sehnsucht verstand." Albert Schweitzer zollte dem fürsorglichen Ehepaar später in seinen autobiografischen Aufzeichnungen tiefen Dank für die liebevoll-strenge Betreuung, die er während seiner Gymnasialzeit durch die beiden erfahren durfte.

Schulisch lief während dieser Zeit zunächst gar nicht alles glatt. Im Gegenteil: Mit seinen anfänglich schlechten Zeugnissen bereitete Albert den besorgten Eltern viel Kummer. Einmal wurde der Vater gar wegen der dürftigen schulischen Leistungen zum Direktor geladen, der ihm nahelegte, den verträumten und offensichtlich überforderten Knaben von der Schule zu nehmen. Die Bitte des Vaters, dem Jungen noch eine Chance zu geben, fand zum Glück beim Direktor Gehör. Und dieses Glück setzte sich fort, als Albert kurz darauf einen neuen Klassenlehrer bekam: Dr. Wehmann. Der äußerst gewissenhafte und einfühlsame Lehrer, dessen Unterrichtsstunden stets sorgfältig vorbereitet waren, wurde für den bis dahin schwachen Schüler zum „Retter"; seine Sorgfalt und Gewissenhaftigkeit färbten auf den bis dahin erfolglosen Schüler ab. „Diese miterlebte Selbstdisziplin wirkte auf mich. Ich hätte mich geschämt, diesem Lehrer zu missfallen. Er wurde mein Vorbild." Unter dem pädagogischen Einfluss des neuen Lehrers mauserte sich Albert innerhalb weniger Monate zu einem der besseren Schüler.

Schweitzer hielt über seine Schulzeit hinaus in dankbarer Verehrung Kontakt zu diesem für ihn so vorbildlichen Lehrer, besuchte ihn gelegentlich. Als er nach seinem ersten Afrika-Aufenthalt am Ende des Ersten Weltkriegs Dr. Wehmann wieder aufsuchen wollte, musste er zu seinem tiefen Bedauern erfahren, dass dieser, durch die Entbehrungen und Wirren des Krieges nervenkrank geworden, sich das Leben genommen hatte. Der begnadete Lehrer hatte Schweitzer eine dauerhafte Lehre mit auf den langen Lebensweg gegeben: „Dass tiefes und bis ins Kleinste gehendes Pflichtbewusstsein die große erzieherische Kraft ist und vollbringt, was keine Reden und keine Strafen ausrichten können, ist mir durch ihn eine Lehre geworden, die ich in meinem Wirken als Erzieher zu betätigen suchte."

Wenn von Lehrern in der Jugend Schweitzers die Rede ist, darf der Name seines ersten bedeutenden musikalischen Mentors nicht übergangen werden: Eugen Münch, Organist der reformierten Stephanskirche in Mülhausen. Auch diesem Musiklehrer bereitete Albert anfänglich nur wenig Freude („Albert Schweitzer ist meine Qual"). Münch beklagte das „hölzerne" Spiel seines Schülers, und seine Kritik an der Spielweise des scheinbar lustlosen Albert gipfelte einmal in der hoffnungslosen Bemerkung: „Wenn einer halt kein Gefühl hat, so kann ich ihm auch keines geben." Dieser Rüffel saß. Schon in der nächsten Übungsstunde spielte Albert das aufgegebene Stück von Mendelssohn-Bartholdy mit so viel Empfindung, dass ihm der Lehrer kräftig auf die Schulter klopfte – Zeichen aufrichtigen Lobes. Der Bann war gebrochen. Alberts Orgelspiel machte rasch Fortschritte, und schon bald (mit 16 Jahren) durfte Schweitzer den verehrten Lehrer im Gottesdienst an der Orgel vertreten und in Kirchenkonzerten die Orgelbegleitung übernehmen. – Als Eugen Münch im Jahre 1898 früh verstarb, widmete der damals 23-jährige Schweitzer seinem Orgellehrer eine kleine Gedenkschrift. Sie ist übrigens das erste Dokument aus Schweitzers Feder, das im Druck erschien.

Konfirmandenunterricht erhielt Albert beim alten Pfarrer Wennagel, den er sehr respektierte und bei dem er ein fleißiger Schüler war. Verstanden fühlte er sich von dem alten Theologen jedoch nicht in allem, was wesentlich an seiner eigenen Verschlossenheit und Zurückhaltung lag. Albert wagte es nicht, sich mit Fragen, die ihm im Herzen brannten, dem Pfarrer gegenüber zu öffnen. Zugleich war er im Innersten stolz darauf, in einem für ihn ganz wesentlichen Punkt anders zu denken als der Konfirmandenlehrer: „Er wollte uns begreiflich machen, dass vor dem Glauben alles Nachdenken verstummen müsse. Ich aber war überzeugt, und ich bin es noch, dass die Wahrheit der Grundgedanken des Christentums sich gerade im Nachdenken zu bewähren habe. Das Denken, sagte ich mir, ist uns gegeben, dass wir darin alle, auch die erhabensten Gedanken der Religion begreifen. Diese Gewissheit erfüllte mich mit Freude." Auch in dieser Erfahrung aus der Konfirmandenzeit kündigt sich eine wichtige Grundhaltung Schweitzers an, die ihn sein Leben lang begleiten und tragen sollte. Denken und Glauben waren ihm keine Gegensätze, wie es das geläufige Wort nahelegt: „Wo das Denken aufhört, fängt der Glaube an." Nein, Denken und Glaube bedingen einander; der Glaube hat das Denken nicht zu fürchten, sondern bedarf seiner, um sich zu bewähren. Umgekehrt grenzt sich das Denken nicht vom Glauben ab, sondern vermag, konsequent und elementar angewandt, zum Glauben zu führen. Gott hat uns die Kraft des Glaubens nicht gegeben, um das Denken auszuschalten, sondern er hat uns das Denken gegeben, um den Glauben zu bewahrheiten. So stehen Glaube und Denken nicht im Widerspruch, sondern in Ergänzung zueinander. Zu dieser grundlegenden Einsicht war schon der junge Albert Schweitzer gelangt, und von ihr ist sein ganzes theologisches und philosophisches Lebenswerk geleitet.

Pfarrer Wennagel führte mit jedem seiner Konfirmanden gegen Ende der Vorbereitungszeit ein Vier-Augen-Gespräch. Für Albert endete dieses vertraulich gemeinte Gespräch traurig. Er wurde „kühl entlassen", weil es ihm in seiner Introvertiertheit nicht gelungen war, den Pfarrer in sein Herz blicken zu lassen. Dieser zog daraus den falschen Schluss und teilte Tante Sophie mit, Albert nehme als ein „Gleichgültiger" an der „heiligen Stunde" der Konfirmation teil. Da hatte er die äußere Verschlossenheit des jungen Menschen gründlich missverstanden. In Wirklichkeit war Albert nämlich zutiefst ergriffen von dem „großen Erlebnis", das die Konfirmation ihm bedeutete.

Entscheidend ist nun wieder, wie Schweitzer mit dieser frühen Seelenerfahrung anlässlich seiner Konfirmation umging, welche persönliche Konsequenz er aus diesem für ihn so gravierenden Ereignis zog. Als Vikar zu St. Nicolai in Straßburg sollte er später selbst zehn Jahre lang Konfirmandenunterricht erteilen. „Wie oft habe ich da, wenn mir einer gleichgültig erschien, an den lieben Pfarrer Wennagel und an mich denken müssen und mir dann immer gesagt, dass in einem Kinderherzen viel mehr vorgeht, als es ahnen lässt!“ Diesen Respekt vor der Würde und dem Geheimnis des anderen, die Achtung vor dessen Seelenleben hat sich Schweitzer ein Leben lang bewahrt.

Zwischen seinem 14. und 16. Lebensjahr durchlebte Albert eine typisch pubertäre Phase, in der er vor allem die Nerven seiner Mitmenschen auf eine harte Belastungsprobe stellte. „Ich wurde allen Menschen, besonders aber meinem Vater, durch einen Drang zum Diskutieren unausstehlich. Mit jedem Menschen, der mir in den Weg geriet, wollte ich über die Fragen, die gerade berührt wurden, eingehende und vernunftgemäße Überlegungen anstellen, um dabei die Irrtümer der Gewohnheitsmeinungen aufzudecken und das Richtige zur Geltung zu bringen. Die Freude an dem Suchen nach dem Wahren und Zweckmäßigen war wie ein Rausch über mich gekommen. Jedes Gespräch, an dem ich beteiligt war, sollte auf den Grund der Dinge gehen. So trat ich aus meiner bisherigen Verschlossenheit heraus und wurde der Störenfried jeglicher Unterhaltung, die nur Unterhaltung sein wollte. Wie viele Tischgespräche zu Mülhausen und zu Günsbach habe ich in ein böses Fahrwasser gebracht! Die Tante schalt mich ‚frech‘, weil ich mich mit den Erwachsenen auseinandersetzen wollte, als wären sie meine Altersgenossen. Gingen wir irgendwo auf Besuch, so musste ich meinem Vater versprechen, ihm den Tag ja nicht durch ‚dummes Benehmen bei Gesprächen‘ zu verderben.“

Allerdings hatte Schweitzer im Rückblick eine plausible Erklärung für dieses „unausstehliche" Verhalten. Die Überzeugung, dass nur durch vernunftgemäßes Denken und Sprechen der Fortschritt der Menschheit zu bewirken sei, nicht aber durch belangloses Meinen und Gedankenlosigkeit, hatte von ihm – freilich in unangenehmer Weise – Besitz ergriffen. In nüchterner Selbstanalyse konstatierte der Autobiograf, dass er eigentlich so unausstehlich geblieben sei wie in jener pubertären Gärungsphase. „Nur suche ich es, so gut ich kann, mit der im Umgang erforderlichen Gesittung zu vereinigen, um den Menschen nicht lästig zu fallen. Ich habe mich darunter gebeugt, an Gesprächen teilzunehmen, die nur Gespräche sind, und Gedankenlosigkeiten anzuhören, ohne mich dagegen aufzulehnen. Meine angeborene Verschlossenheit hat mitgeholfen, dass ich mir wieder dieses Verhalten des wohlerzogenen Menschen aneignete." Die Hitzköpfigkeit des ungehobelten Jugendlichen hatte er abgelegt; die Leidenschaftlichkeit für die Wahrheit ist ihm unter Achtung manierlicher Gepflogenheiten geblieben.

Gegen Ende seiner Kindheits- und Jugenderinnerungen berichtet Schweitzer mit Wehmut, dass bis etwa zur Zeit seiner Konfirmation ein Schatten über seiner sonst so sonnigen Jugend lag. Im Elternhaus mit den fünf Kindern herrschten Geldsorgen, sodass die Mutter zu äußerst sparsamer Haushaltsführung gezwungen war. Der Vater war durch diese Mangelzeit gesundheitlich ziemlich angeschlagen. Magenprobleme und schmerzhafter Gelenkrheumatismus plagten ihn.

Mit zunehmendem Alter wurde der Vater zur Freude der Familie wieder rüstiger, sodass er den Dienst an seiner Günsbacher Gemeinde schließlich 50 Jahre lang getreulich und mit Freude versehen konnte. Die Erbschaft eines kleinen Vermögens enthob die Pfarrersfamilie zudem ihrer finanziellen Sorgen. Diese positive Entwicklung ermöglichte Schweitzer denn auch, über seine Jugend in dankbarem Rückblick zu resümieren: „So lag in den letzten Jahren, in denen ich auf der Schule war, wieder voller Sonnenschein über meinem Vaterhaus. Wir waren alle gesund und lebten in schönster Eintracht miteinander. Das Verhältnis zwischen Eltern und Kindern war ein ideales, dank dem großen Verständnis, das die Eltern uns in allen Dingen, selbst in unseren Torheiten, entgegenbrachten. Sie erzogen uns zur Freiheit. Niemals, seitdem ich das leidige Diskutieren aufgegeben hatte, war in unserem Hause etwas von der Spannung zwischen dem Vater und dem erwachsenen Sohn, die das Glück so mancher Familie stört. Der Vater war mir der liebste Freund."

Mancher Biograf hat Schweitzer unterstellt, er habe seine Kindheit und Jugend in seinen Aufzeichnungen von 1924 verklärt, denn sicher sei nicht alles so problemlos, konfliktfrei und harmonisch verlaufen, wie es die Erinnerungen suggerieren sollen. Ich halte dem entgegen: Gewiss hat es in Schweitzers Familie auch Konflikte gegeben, und bestimmt kam es in der Geschwisterschar auch zu rivalisierenden Reibereien. Schweitzer hat sich aber in seinen Aufzeichnungen auf jene Ereignisse und Erlebnisse konzentriert, welche *ihn* geprägt haben, die *ihm* so wichtig geworden waren, dass er sich ihrer so genau zu erinnern vermochte. So ist das Fazit seiner Jugendzeit und ihrer Bedeutung für seinen weiteren Lebensweg glaubwürdig: „Der Gedanke, dass ich eine so einzigartig glückliche Jugend erleben durfte, beschäftigte mich fort und fort. Er erdrückte mich geradezu. Immer deutlicher trat die Frage vor mich, ob ich dieses Glück als etwas Selbstverständliches hinnehmen dürfe. So wurde die Frage nach dem Recht auf Glück das zweite große Erlebnis für mich. Als solches trat sie neben das andere, das mich schon von meiner Kindheit her begleitete, das Ergriffensein von dem Weh, das um uns herum in der Welt herrscht. Diese beiden Erlebnisse schoben sich langsam ineinander. Damit entschied sich meine Auffassung vom Leben und das Schicksal meines Lebens. Immer klarer wurde mir, dass ich nicht das innerliche Recht habe, meine glückliche Jugend, meine Gesundheit und meine Arbeitskraft als etwas Selbstverständliches hinzunehmen. Aus dem tiefsten Glücksgefühl erwuchs mir nach und nach das Verständnis für das Wort Jesu, dass wir unser Leben nicht für uns behalten dürfen. Wer viel Schönes im Leben erhalten hat, muss entsprechend viel dafür hingeben. Wer von eigenem Leid verschont ist, hat sich berufen zu fühlen, zu helfen, das Leid der anderen zu lindern. Alle müssen wir an der Last von Weh, die auf der Welt liegt, mittragen."

Eine humoristische Begebenheit mit beinahe tragischem Ausgang steht am Ende der Schweitzerschen Erlebnis-Chronik. Es geht um die Abiturprüfung. Da Schweitzer selbst keine für diesen feierlichen und würdevollen Anlass angemessene schwarze Hose besaß, sich auch aus Sparsamkeitsgründen keine anfertigen lassen wollte, behalf er sich mit der Hose des Onkels Louis. Nicht zu übersehende Unterschiede im Körperbau von Onkel Louis und Albert beschworen nun kleidungstechnisch gewisse Schwierigkeiten herauf. Der Onkel war klein und wohlbeleibt, Albert hingegen hoch aufgeschossen und schlaksig. Diese körperlichen Differenzen nötigten im Hinblick auf die Beinkleider zu einer fantasie- und wirkungsvollen Behelfsmaßnahme. Die Hosenträger wurden mit Schnüren künstlich verlängert; dennoch reichte die Hose kaum bis zu den Schuhen hinab. Über dem Hosenbund gähnte ein weißer Raum; die Rückansicht wollte Schweitzer aus Gründen der Pietät gar nicht erst beschreiben. In dieser eher karnevalistisch anmutenden Montur trat nun Albert zusammen mit seinen Examensgenossen – die sich aus verständlichen Gründen das Lachen nicht verkneifen konnten – vor die gestrenge Prüfungskommission. Auch von den würdigen Herren war er bald als Ursache dieser unwürdigen Heiterkeit ausgemacht. Entsprechend streng wurde er geprüft. Dass er schließlich dennoch ein akzeptables Reifezeugnis erlangte, verdankte er letztendlich seinem überdurchschnittlichen Abschneiden im Fach Geschichte.

Am Ende seiner Rückschau auf die eigene Kindheit und Jugend kommt der Moralist Albert Schweitzer zu Wort. Mit Dankbarkeit gedachte er der Menschen, die ihm – wissend oder unwissend – für das eigene Leben bedeutsam geworden waren. Dies – so Schweitzer – dürfen wir nicht als etwas Selbstverständliches hinnehmen, sondern sollen es dankbar als ein großes Geschenk würdigen. In echter sokratischer Manier zeigte sich Schweitzer davon überzeugt, dass alle guten Gedanken schon in einem Menschen schlummern, darauf wartend, dass sie durch irgendwelche biografischen Auslöser, irgendwelche einschneidenden Ereignisse geweckt werden. So wie der große antike Philosoph Sokrates (469–399 v. Chr.) die Kunst des guten Lehrers mit der Tätigkeit einer Hebamme verglich, die ja selbst kein Leben erschafft, sondern ihm zum Eintritt ins Dasein verhilft, so sah auch Schweitzer, dass das Gute schon in uns Menschen angelegt ist und darauf wartet, ins Dasein, in unser Bewusstsein gebracht zu werden: „Ich glaube nicht, dass man in einen Menschen Gedanken hineinbringen kann, die nicht in ihm sind. Gewöhnlich sind in den Menschen alle guten Gedanken als Brennstoffe vorhanden. Aber vieles von diesem Brennstoff entzündet sich erst oder erst recht, wenn eine Flamme oder ein Flämmchen von draußen, von einem andern Menschen her, in ihn hineinschlägt. Manchmal auch will unser Licht erlöschen und wird durch ein Erlebnis an einem Menschen wieder neu angefacht. So hat jeder von uns in tiefem Danke derer zu gedenken, die Flammen in ihm entzündet haben. Hätten wir sie vor uns, die uns zum Segen geworden sind, und könnten es ihnen erzählen, wodurch sie es geworden sind, sie würden staunen über das, was aus ihrem Leben in unseres übergriff. So weiß auch keiner von uns, was er wirkt und was er Menschen gibt. Es ist für uns verborgen und soll es bleiben. Manchmal dürfen wir ein klein wenig davon sehen, um nicht mutlos zu werden. Das Wirken der Kraft ist geheimnisvoll."

Überhaupt bleiben wir Menschen uns gegenseitig immer geheimnisvoll, denn kein Mensch vermag einen anderen bis in die tiefsten Winkel seiner Seele wirklich zu erkennen. Dies gilt es, so Schweitzer, gegenseitig zu respektieren, und für einen selbst heißt es, jene intime Sphäre des inneren Lebens gut zu hüten: „Darum meine ich, dass sich auch keiner zwingen soll, mehr von seinem inneren Leben preiszugeben, als ihm natürlich ist. Wir können nicht mehr, als die andern unser geistiges Wesen ahnen lassen und das ihrige ahnen. Das Einzige, worauf es ankommt, ist, dass wir darum ringen, dass Licht in uns sei. Das Ringen fühlt einer dem andern an, und wo Licht im Menschen ist, scheint es aus ihm heraus. Dann kennen wir uns, im Dunkel nebeneinander hergehend, ohne dass einer das Gesicht des andern abzutasten und in sein Herz hineinzulangen braucht."

Die Arbeit an der Entwicklung des Selbst, an der eigenen Friedfertigkeit und Liebesfähigkeit ist eine lebenslange Aufgabe. Wir werden immer mit Negativem und Bösem konfrontiert sein, doch das, so Schweitzer, sollte uns nicht entmutigen, sondern anspornen, umso entschiedener an die geistige Kraft des Guten zu glauben und sie im eigenen Leben Wirklichkeit werden zu lassen. Die Ideale der Jugend sollen wir nicht resigniert wie lästigen, unnützen Ballast abschütteln, wenn wir als vermeintlich reife, vernünftige Menschen eingesehen haben, dass die harte Realität des Lebens anders ist. Schweitzer schreibt: „Das große Geheimnis ist, als unverbrauchter Mensch durchs Leben zu gehen. Solches vermag, wer nicht mit den Menschen und den Tatsachen rechnet, sondern in allen Erlebnissen auf sich selbst zurückgeworfen wird und den letzten Grund der Dinge in sich sucht." Und als pädagogische Aufgabe der Erwachsenen sah er es denn auch, den jungen Menschen nicht den Glauben an ihre Ideale auszutreiben, sondern ihnen zu helfen, in ihre Ideale hineinzuwachsen, damit das Leben sie ihnen nicht zerstören kann. So konnte Schweitzer mit ehrlicher Überzeugung sagen: „Wenn die Menschen das würden, was sie mit vierzehn Jahren sind, wie ganz anders wäre die Welt!" Schweitzer war von der Kraft der Wahrheit, Liebe, Friedfertigkeit, Sanftmütigkeit und Güte überzeugt. „Was ein Mensch an Gütigkeit in die Welt hinausgibt, arbeitet an den Herzen und am Denken der Menschen. Unser törichtes Versäumnis ist, dass wir mit der Gütigkeit nicht Ernst zu machen wagen. Wir wollen die große Last [des Lebens] wälzen, ohne uns des die Kraft verhundertfachenden Hebels zu bedienen."

Er vertraute auf die Kraft des denkend und mitfühlend gewordenen Mitmenschen und appellierte immer wieder *an den einzelnen Menschen*. Wo sich die Kräfte vieler Einzelner bündeln, kann – so seine Hoffnung – die Macht des

Bösen eingedämmt und überwunden werden. Er schloss seine feinfühligen Betrachtungen mit den Worten: „Eine unermesslich tiefe Wahrheit liegt in dem fantastischen Worte Jesu: ‚Selig sind die Sanftmütigen, denn sie werden das Erdreich besitzen.'"

Am 19. Februar 1965 schrieb Schweitzer einen Brief an den Lehrer und die Schulkinder von Günsbach, in dem er sich herzlich für deren Glückwünsche zu seinem 90. Geburtstag bedankte. Dieser Brief ist ein wundervolles Dokument eines alten Mannes, der offen und dankbar Rückschau auf seine Schulzeit hält. Ich möchte diesen Abschnitt mit einigen Auszügen aus diesem Schreiben, das mir für das eigene berufliche Verständnis wertvoll geworden ist, beschließen.

Schweitzer schreibt: „Als ich in die Schule kam, war ich sehr schüchtern. Aber mein Freund Hans Demangeat, der älter war als ich, verteidigte mich, wenn die großen Schüler mich herumstoßen wollten. Zuerst war ich ein schlechter Schüler, sehr brav. Hans Demangeat half mir bei den Aufgaben." Lediglich in Geschichte und Geografie konnte er mit guten Kenntnissen aufwarten, auch beeindruckte er seine Lehrerin und die Mitschüler mit seinen Fertigkeiten auf dem Harmonium.

Seine Realschulzeit bezeichnete er als traurigen Abschnitt, weil er von den Günsbacher Schulkameraden weggehen musste. Auch der Besuch des Gymnasiums in Mülhausen stand für ihn wie gesagt zunächst unter keinem guten Stern. Er bekennt: „Ich war der schlechteste Schüler der Quinta des Mülhauser Gymnasiums und wurde ganz mutlos." Nachdem er knapp einem Schulverweis entkommen war, übernahm der schon erwähnte Dr. Wehmann die Klasse. „Schon in den ersten Wochen seines Unterrichts begann ich, fleißig zu arbeiten. Der neue Lehrer hatte Mitleid mit mir, er gab mir Privatstunden. Nach drei Monaten war ich unter den guten Schülern. Dieser Lehrer hieß Wehmann; er liebte mich wie ein Vater. Als ich mein Spital in Afrika gründete, blieb ich mit ihm in Verbindung. Er wurde Lehrer am Straßburger Gymnasium."

Der berührende Brief zeigt beispielhaft, wie grundlegend ein vertrauensvolles Verhältnis zwischen Lehrern und Schülern ist. Es war die persönliche Zuwendung des Lehrers, die den Wandel in dem heranwachsenden Albert bewirkte. Zu erkennen, dass einer mutlos geworden ist, sich ihm in Mitgefühl zuzuwenden, ja, ihm in Liebe zu begegnen – das waren die entscheidenden Impulse, die dem an sich Zweifelnden den Glauben an sich selbst und die Freude am Lernen vermittelt haben. Schweitzer war seinem Lehrer Dr. Wehmann (und einigen anderen verständnisvollen Lehrkräften) zeitlebens dankbar dafür, und sein Brief an die Günsbacher Schulkinder endet denn auch mit einem herzlichen Wunsch und einer liebevollen Mahnung: „Meine lieben Günsbacher Kinder, ich erzähle euch hier von meiner Schulzeit und wünsche, dass ihr immer Lehrer findet, die Mitleid mit euch haben, und dass ihr ihnen immer dankbar bleibt."

Student, Vikar, Stiftsdirektor, Privatdozent

Ende Oktober 1893 wurde Schweitzer Student. Er schrieb sich an der Universität Straßburg für die Fächer Philosophie und Evangelische Theologie ein. Die Universität stand nach Schweitzers Zeugnis damals in voller Blüte; an ihr herrschte ein frischer, jugendlicher Geist. Ohne auf verkrustete, leblos gewordene Traditionen Rücksicht nehmen zu müssen, versuchten Lehrer und Studierende gemeinsam das Ideal einer neuzeitlichen, weltoffenen, von liberalem Geist beseelten Hochschule zu verwirklichen.

Am Anfang des Studiums stand für Schweitzer eine ihm lästige, aber unumgängliche Pflichtübung. Weil er auf dem Gymnasium nur sehr spärliche Kenntnisse der hebräischen Sprache erworben hatte, musste er zunächst das Vorexamen in Hebräisch (Hebraicum) absolvieren, das er im Frühjahr 1894 mit Mühe und Not bestand.

Schwerpunkt seiner theologischen Anfangsstudien war ein Kolleg beim Neutestamentler Heinrich Julius Holtzmann über die Synoptiker (also die Evangelien nach Matthäus, Markus und Lukas). In der Philosophie konzentrierte er sich auf die Veranstaltungen seiner beiden Hauptlehrer Wilhelm Windelband und Theobald Ziegler, seinem späteren Doktorvater.

Am 1. April 1894 musste Schweitzer zum Militärdienst einrücken. Ein verständnisvoller und nachsichtiger Vorgesetzter, Hauptmann Krull, ermöglichte es ihm, nahezu regelmäßig ab elf Uhr die Universität zu besuchen und an der philosophiegeschichtlichen Vorlesung Windelbands teilzunehmen.

Gleichzeitig mit dem Philosophie- und Theologiestudium begann Schweitzer seinen Orgelunterricht bei dem Pariser Orgelmeister Charles Marie Widor. Ein Onkel Schweitzers, der in Paris als Kaufmann tätig war, hatte großzügig für die Finanzierung der musikalischen Weiterbildung gesorgt. Für Schweitzer war der Unterricht bei Widor von entscheidender Bedeutung. „Widor leitete mich an, meine Technik zu vertiefen und eine vollendete Plastik des Spiels zu erstreben. Zugleich ging mir bei ihm die Bedeutung des Architektonischen in der Musik auf." Aus dem anfänglichen Lehrer-Schüler-Verhältnis zwischen Widor und Schweitzer sollte sich im Laufe der Zusammenarbeit eine dauerhafte tiefe Freundschaft entwickeln, bei der Schweitzer nicht der Nehmende blieb, sondern zunehmend auch zum Gebenden wurde.

Im Rahmen seiner Militärzeit nahm Schweitzer im Herbst 1894 an einem Manöver im Unterelsass teil. In seinem Gepäck befand sich ein griechisches Neues Testament, denn er musste sich, um ein Stipendium zu erhalten, auf eine theologische Zwischenprüfung vorbereiten. Als Thema wählte er die Synoptiker; damit traf er gewissermaßen eine Vorentscheidung über den Schwerpunkt seines künftigen Theologiestudiums: Jesus sollte im Zentrum stehen.

Während dieser „Manöverstudien" begann Schweitzer aufgrund der intensiven Lektüre des zehnten und elften

Matthäus-Kapitels an der von seinem Lehrer Holtzmann vertretenen Markushypothese zu zweifeln. Diese Hypothese besagte, dass das Markusevangelium als ältestes den Evangelisten Matthäus und Lukas als Vorlage gedient habe und deshalb das Wirken Jesu allein aus ihm heraus zu verstehen sei. Schweitzer aber erkannte, dass die genannten Kapitel bei Matthäus weitere relevante Hinweise enthielten, die im Markusevangelium nicht zu finden sind, insbesondere die Worte, die Jesus bei der Aussendung der zwölf Jünger gesprochen hat. Zum einen kündigte er ihnen an, dass sie in ihrem Bestreben, seine Botschaft zu verbreiten, Verfolgung zu erleiden hätten. Entgegen dieser Ankündigung geschah ihnen jedoch bei dieser Aussendung kein Leid. Zum andern sagte Jesus seinen Jüngern voraus, dass, noch ehe sie in ihrer Missionstätigkeit mit den Städten Israels zu Ende gekommen seien, der Menschensohn erscheinen und damit das messianische Reich anbrechen würde. Doch diese Voraussage hat sich offenkundig nicht erfüllt. Die Erklärung seines Lehrers Holtzmann, die besagten Textstellen seien nachträglich hinzugefügt worden, konnte Schweitzer nicht teilen. Für ihn stand fest, „dass Jesus nicht ein von ihm und den Gläubigen in der natürlichen Welt zu gründendes und zu verwirklichendes Reich verkündigt habe, sondern eines, das mit dem baldigen Anbruch der übernatürlichen Weltzeit zu erwarten sei".

Schweitzers Hauptthema für die kommenden Studienjahre war gefunden. Er beschäftige sich – oft unter Vernachlässigung der anderen theologischen Teildisziplinen –

intensiv mit der Evangelienfrage und den Problemen im Zusammenhang mit dem Leben Jesu.

Neben Holtzmann schätzte Schweitzer auch seine anderen theologischen Lehrer: Karl Budde und Wilhelm Nowack (Altes Testament), Johannes Ficker und Ernst Lucius (Kirchen- und Dogmengeschichte), Paul Lobstein und Emil Mayer (Ethik und Dogmatik) sowie Friedrich Spitta und Julius Smend (Praktische Theologie und Neues Testament). Sie alle trugen durch ihre Lehrweise dazu bei, dass an der Theologischen Fakultät in Straßburg ein freisinniger Geist herrschte, die Studenten nicht bevormundet wurden und genügend Freiräume für selbständiges wissenschaftliches Arbeiten hatten.

Parallel zur Theologie betrieb Schweitzer seine philosophischen Studien und bildete sich im musikalischen Bereich weiter. Er lernte Ernst Münch, den Bruder seines Mülhauser Orgellehrers, kennen und wurde durch ihn bereits als junger Student mit den Schöpfungen Johann Sebastian Bachs vertraut. Schon bald durfte Schweitzer zunächst in Proben und wenig später auch in Aufführungen von Bachkonzerten den Orgelpart übernehmen. Die lebenslange musikalische Liebe zum Leipziger Thomas-Kantor war begründet. Neben Bach zeigte sich Schweitzer von Richard Wagner besonders beeindruckt. Um die Kosten für eine Reise zu den Bayreuther Aufführungen 1896 bestreiten zu können, begnügte sich Schweitzer zeitweise mit nur einer Mahlzeit am Tag. Die freundschaftliche Verbundenheit zwischen den Wagners und

Schweitzer ist durch den Briefwechsel zwischen ihnen dokumentiert.

Im Sommer 1897 meldete sich Schweitzer zur ersten theologischen Prüfung an. Um zugelassen zu werden, mussten alle Kandidaten innerhalb von acht Wochen eine schriftliche Arbeit vorlegen. Thema war „Schleiermachers Abendmahllehre, verglichen mit den im Neuen Testament und in den reformatorischen Bekenntnisschriften niedergelegten Auffassungen“. Während der Arbeit an diesem anspruchsvollen Thema gab eine Bemerkung aus Schleiermachers „Glaubenslehre“ Schweitzer viel zu denken. Schleiermacher „macht darauf aufmerksam, dass nach den Berichten über das Abendmahl bei Matthäus und Markus Jesus die Jünger nicht aufgefordert habe, das Mahl zu wiederholen, und wir uns also möglicherweise mit dem Gedanken vertraut machen müssen, dass die Wiederholung der Feier auf die Jünger und nicht auf Jesum selber zurückgehe“. Schweitzer war der Meinung, dass diese Äußerung Schleiermachers in ihrer historischen Tragweite nicht gründlich genug reflektiert worden sei, und kam für sich zu dem Schluss: „Fehlt, so sagte ich mir, der Wiederholungsbefehl in den beiden ältesten Evangelien, so will dies heißen, dass die Jünger diese Mahlfeier mit den Gläubigen tatsächlich aus eigener Initiative und Autorität wiederholten. Dies konnten sie aber nur tun, wenn es in dem Wesen jenes letzten Mahles Jesu lag, dass es auch ohne das Reden und Handeln Jesu sinnvoll war. Da aber keine der bisherigen Erklärungen des Abendmahls begreiflich machte, wieso es ohne einen dahin gehenden Befehl Jesu in der Urgemeinde in Aufnahme kommen konnte, ließen sie, so musste ich schließen, das Abendmahlsproblem ungelöst. So kam ich dazu, der Frage nachzugehen, ob die Bedeutung, die jenes Mahl für Jesus und seine Jünger hatte, nicht mit der Erwartung des in dem baldigst kommenden Reiche Gottes zu feiernden messianischen Mahles in Zusammenhang gestanden habe." Auch hier war der Grundstein für weiteres theologisches Arbeiten gelegt: Schweitzer hat mit seiner theologischen Dissertation 1900 eine gründliche Studie über das Abendmahlsproblem vorgelegt.

Anfang Mai 1898 bestand Schweitzer die erste theologische Prüfung, das sogenannte Staatsexamen. Den Sommer des Jahres widmete er dann ganz den philosophischen Studien, war sehr angetan von Windelbands Seminarübungen zu Platon und Aristoteles sowie Zieglers Veranstaltungen zur Ethik und Religionsphilosophie.

Schweitzer erhielt ein Stipendium von 1 200 Mark pro Jahr und ging damit die Verpflichtung ein, innerhalb von sechs Jahren den Grad eines „Lizentiaten" [= Doktor] der Theologie zu erwerben. Theobald Ziegler empfahl ihm, zunächst die philosophische Dissertation zu schreiben, und schlug als Thema die Religionsphilosophie Immanuel Kants (1724–1804) vor, was Schweitzer sehr zusagte.

Den folgenden Winter (Oktober 1898 bis März 1899) verbrachte Schweitzer in Paris, um an der Sorbonne Philosophie zu studieren und sich bei Widor im Orgelspiel weiter zu verbessern. Am Universitätsgeschehen nahm er nur sehr unregelmäßig teil; der veraltete Lehrbetrieb lag ihm nicht. So konzentrierte er sich in der Hauptsache auf die musikalische Kunst und die Arbeit an der philosophischen Dissertation. Bei Isidore Philipp nahm er zusätzlich Klavierunterricht und wurde gleichzeitig von Marie Jaell-Trautmann in der Verbesserung seiner Anschlagtechnik gefördert. Dieser Lehrerin verdankte Schweitzer viel für sein zunehmend virtuoses Orgelspiel. Da die beiden Klavierpädagogen geringschätzig voneinander dachten, sah sich Schweitzer genötigt, ihnen zu verheimlichen, dass er auch beim jeweils anderen am Klavier unterrichtet wurde.

Widor, der ihm inzwischen wegen seiner herausragenden musikalischen Begabung kostenlosen Unterricht erteilte, sorgte dafür, dass Schweitzer mit einer Reihe bedeutender Persönlichkeiten des gesellschaftlichen Lebens in Paris bekannt wurde. Er war auch um das leibliche Wohl seines Schülers besorgt und nahm ihn öfter in sein Stammlokal mit, damit Albert sich wieder einmal rundum satt essen konnte. Schweitzers robuste Gesundheit erlaubte es ihm, bis tief in die Nacht hinein konzentriert zu arbeiten. So musste die Doktorarbeit unter der Musik und den gesellschaftlichen Anlässen keineswegs leiden. Es kam gelegentlich sogar vor, dass Schweitzer morgens bei Widor vorspielte, ohne die Nacht zuvor überhaupt geschlafen zu haben.

Seine philosophische Dissertation fertigte er an, ohne dabei auf die umfängliche Sekundärliteratur zurückzugreifen. Das hatte einen ganz pragmatischen Grund: Der schwerfällige Betrieb im Lesesaal (sprich: die komplizierte Ausleihe und Beschaffung von Literatur) veranlasste ihn, „die Arbeit zu machen, ohne mich mit der Literatur abzugeben, und zu sehen, was sich mir beim Vergraben in die Kantschen Texte ergäbe".

Im Gegensatz zu anderen Darstellungen der Religionsphilosophie Kants ging Schweitzer davon aus, dass hier kein geschlossenes religionsphilosophisches System, kein einheitlicher Grundriss vorlag, sondern dass in der kantischen Religionsphilosophie Entwicklungsstufen auszumachen seien, wie er in seiner Autobiografie „Aus meinem Leben und Denken" (1931) schreibt: „Die Religionsphilosophie Kants, die man mit der Religionsphilosophie der drei Postulate (Gott, Freiheit, Unsterblichkeit) identisch setzen wollte, ist also in stetem Fluss. Dies geht darauf zurück, dass die Voraussetzungen des kritischen Idealismus und die religionsphilosophischen Forderungen des Sittengesetzes in Antagonismus zueinander stehen. Eine kritische und eine ethische Religionsphilosophie gehen bei Kant nebeneinander her. Er sucht sie miteinander auszugleichen und ineinanderzuarbeiten ... Statt bei der von dem kritischen Idealismus festgelegten Religionsphilosophie zu verharren, lässt Kant sich also von der Religionsphilosophie des sich immer vertiefenden Sittengesetzes weiterführen. Weil er tiefer wird, kann er nicht konsequent bleiben."

Mitte März 1899 kehrte Schweitzer nach Straßburg zurück und legte Ziegler die fertige Arbeit vor. Der äußerte sich sehr zustimmend, und so konnte die Promotion auf Ende Juli festgesetzt werden. Noch im gleichen Jahr erschien die über 320 Seiten starke Doktorarbeit als Buch.

Den Sommer 1899 verbrachte Schweitzer in Berlin, um seine philosophischen Studien zu vertiefen. Er hatte sich zum Ziel gesetzt, die Hauptwerke der alten und neuen Philosophie zu lesen. Doch er nahm auch an theologischen Veranstaltungen teil, war vor allem tief beeindruckt vom umfangreichen Wissen und der Universalität Adolf von Harnacks (1851–1930), des überragenden Kirchen- und Dogmengeschichtlers. Durch Vermittlung von Freunden verkehrte er im Hause des großen Gelehrten, war anfänglich so eingeschüchtert, dass er dem Bewunderten aus Verlegenheit kaum Antwort zu geben wusste, wenn dieser das Wort an ihn richtete. Später sollte sich zwischen beiden ein gelegentlicher Briefwechsel (von Harnack pflegte grundsätzlich auf Postkarten zu schreiben) ergeben, der den Zeitraum von 1913 bis 1930 umfasste. Schweitzer vermerkte nicht ohne Stolz und Dankbarkeit, dass er wohl zu den letzten Empfängern einer schriftlichen Mitteilung aus der Feder von Harnacks gehörte. Darin hatte sich dieser zustimmend zu Schweitzers „Die Mystik des Apostels Paulus" geäußert (April 1930).

Im Hause der Witwe des bedeutenden Hellenisten Ernst Curtius lernte Schweitzer die akademische Welt Berlins näher kennen. Bei einer dieser Gesellschaften ließ jemand während eines Gesprächs die Bemerkung fallen: „Ach, was! Wir sind ja doch nur alle Epigonen." Dieser Ausspruch – so Schweitzer – schlug bei ihm ein wie ein Blitz, machte er ihm doch schlagartig bewusst, was er gefühlsmäßig schon länger empfunden hatte: Philosophisch gesehen gab es eigentlich keine Neuschöpfungen mehr, sondern nur noch die gelehrte Auseinandersetzung mit schon Gesagtem. Der Gedanke vom Epigonentum wurde zur Initialzündung für Schweitzers Vorhaben, den Zustand der Kultur und die Gründe für ihren Niedergang zu beschreiben.

Die Berliner Zeit war für Schweitzer eine glückliche Lebensphase. Er genoss die weltoffene, aufgeschlossene Atmosphäre der aufstrebenden künftigen Metropole, den lebensbejahenden, heiteren, liberalen Geist, der in gesellschaftlichen Kreisen Berlins herrschte. Paris erschien ihm demgegenüber geradezu verstockt konservativ und geistig zerrissen.

In den letzten Julitagen 1899 kehrte er nach Straßburg zurück, um die Promotion zum Doktor der Philosophie abzuschließen. Obwohl er hinter den hohen Erwartungen seiner Lehrer Ziegler und Windelband zurückblieb (er hatte nach eigenem Bekunden das Studium der Lehrbücher vernachlässigt), bestand er das mündliche Examen.

Ziegler empfahl ihm nach der Promotion, sich an der Philosophischen Fakultät zu habilitieren, um dort eine Karriere als Hochschullehrer anzustreben. Schweitzer entschied sich aus einem für ihn schwerwiegenden Grund jedoch für die Habilitation bei den Theologen. Er wollte das ihm wichtige Predigen nicht aufgeben, was er andernfalls gemusst hätte, weil es die Philosophen nicht gerne sahen, wenn einer ihrer Fakultätskollegen zugleich als Prediger tätig war. „Nun war mir das Predigen aber ein innerliches Bedürfnis. Ich empfand es als etwas Wunderbares, allsonntäglich zu gesammelten Menschen von den letzten Fragen des Daseins reden zu dürfen."

Am 1. Dezember 1899 wurde Schweitzer Lehrvikar der Gemeinde St. Nicolai, dann – nach knapp bestandener Prüfung – im Juli 1900 regulärer Vikar. Er hatte nun die Nachmittagspredigten zu halten und dreimal wöchentlich den Konfirmandenunterricht zu erteilen. Dazu schrieb er: „Als Ziel meiner Unterweisung nahm ich mir vor, die Wahrheiten des Evangeliums ihren Herzen und ihrem Denken nahezubringen und sie in der Art religiös werden zu lassen, dass sie den später an sie herantretenden Versuchungen zur Religionslosigkeit widerstehen könnten."

Während der Frühjahrsferien vertiefte er seine Orgelstudien bei Widor in Paris. Bei einem dieser Paris-Aufenthalte lernte er um 1905 den bedeutenden Schrifsteller und Pazifisten Romain Rolland kennen, mit dem ihn eine herzliche Freundschaft verbinden sollte.

Die Zeit als Lehrvikar nutzte Schweitzer auch, um seine theologische Dissertation zu schreiben. Mit einer Arbeit über „Das Abendmahlproblem auf Grund der wissenschaftlichen Forschung des 19. Jahrhunderts und der historischen Berichte" erwarb er im Juli 1900 den theologischen Doktortitel (= Lizentiat). Im darauffolgenden Jahr habilitierte er sich mit einer Schrift über „Das Messianitäts- und Leidensgeheimnis. Eine Skizze des Lebens Jesu“ als Privatdozent an der Straßburger Universität. Am 1. März hielt er seine Antrittsvorlesung über die Logoslehre im Johannesevangelium und nahm im Sommersemester seine reguläre Vorlesungstätigkeit mit einem Kolleg über die Pastoralbriefe auf.

In Absprache mit Professor Holtzmann hielt Schweitzer im Sommersemster ein zweistündiges Kolleg über die Geschichte der Leben-Jesu-Forschung. „Der Stoff packte mich so, dass ich mich, nachdem ich mit dem Kolleg fertig war, erst recht in ihn versenkte.“ Ergebnis dieser Vertiefung war schon 1906 das Buch „Von Reimarus zu Wrede. Eine Geschichte der Leben-Jesu-Forschung“. In späteren Auflagen (ab 1913) erschien das erweiterte Werk unter dem schlichten Titel „Geschichte der Leben-Jesu-Forschung“. Dieses frühe theologische Hauptwerk fand in theologischen Fachkreisen große Beachtung (durchaus auch Widerspruch) und begründete seinen Ruf als liberaler Theologe. Nils Ole Oermann würdigt in seiner 2009 vorgelegten schönen Schweitzer-Biografie das Frühwerk: „Die wissenschaftliche Sprengkraft seiner 1906 publizierten Geschichte der Leben-Jesu-Forschung lag in seinem Gesamtergebnis: Jesus war … ein Mensch, der die damals vorherrschenden Endzeitvorstellungen des Judentums teilte. Als jedoch der Anbruch des erwarteten Reiches Gottes ausblieb, opferte sich Jesus im Bewusstsein der Naherwartung, dass bald nach seinem Tod dieses Reich anbrechen würde. Überwunden wurde die enttäuschte Naherwartung der Urchristen erst durch Paulus, der das Kommen des Reiches Gottes dahingehend theologisch umdeutete, dass in Christus und in der Folge durch ein Leben in Christus das Gottesreich in uns Menschen jenseits der Zeiten anbrechen kann. Schweitzer nannte seine Deutung des historischen Jesus ‚konsequente Eschatologie', um zum Ausdruck zu bringen, dass er Jesu gesamte Verkündigung wie auch seinen gesamten Lebensweg ganz und gar – darum ‚konsequent' – von dessen Erwartung des nahen Gottesreiches aus betrachtete."

Schweitzer war sich schmerzlich bewusst, dass er mit diesem Buch zum Unruhestifter geworden war. Seine historisch-nüchternen Erkenntnisse über das Leben Jesu waren ja durchaus eine Verunsicherung der christlichen Frömmigkeit. Doch er war zugleich überzeugt, dass wirkliche Frömmigkeit die (auch historische) Wahrheit nicht zu fürchten habe. Im Gegenteil: „Da das Wesen des Geistigen Wahrheit ist, bedeutet jede Wahrheit zuletzt einen Gewinn. Unter allen Umständen ist die Wahrheit wertvoller als die Nichtwahrheit. Dies muss auch von der geschichtlichen Wahrheit gelten. Auch wenn sie der Frömmigkeit befremdlich vorkommt und ihr zunächst Schwierigkeiten schafft, kann das Endergebnis niemals Schädigung, sondern nur Vertiefung bedeuten. Die Religion hat also keinen Grund, der Auseinandersetzung mit der historischen Wahrheit aus dem Wege gehen zu wollen."

In diese ohnehin schon sehr arbeitsintensive Zeit (Vikariat, Orgelstudien, Privatdozent, seit 1903 Direktor des Thomasstifts, der Ausbildungsstätte für angehende Pfarrer) fiel nun auch noch die Arbeit am zweiten großen Frühwerk, dem Buch über Johann Sebastian Bach. Schweitzer hatte Widor versprochen, die Herbstferien 1902 für einen Aufsatz über den gemeinsam verehrten Komponisten zu nutzen. Schon bald merkte Schweitzer jedoch, dass sich der Stoff zu einem Buch ausweiten würde. In den Jahren 1903 und 1904 fiel Schweitzers knapp bemessene Freizeit der oft auch nächtlichen Arbeit an diesem Buch zum Opfer. Er schrieb es in französischer Sprache. Seine Absicht war nicht, eine Biografie zu verfassen, sondern er wollte „als Musiker" „zu Musikern von Bachs Musik reden". „Was in den bisherigen Arbeiten viel zu kurz gekommen war, die Deutung des Wesens der Bachschen Musik und die Behandlung der Fragen der sinngemäßen Art der Wiedergabe, sollte das Hauptstück der meinigen werden."

Das französische Buch erschien 1905 und wurde ein großer Erfolg. Deshalb sollte rasch eine deutsche Übersetzung erscheinen, die Schweitzer selbst besorgen sollte. „Als ich mich im Sommer 1906, nach Fertigstellung der Geschichte der Leben-Jesu-Forschung, an die Arbeit der deutschen Ausgabe des Bach machte, wurde ich bald gewahr, dass ich nicht imstande wäre, mich selber zu übersetzen, sondern mich, um etwas Befriedigendes zustande zu bringen, aufs Neue in den Stoff versenken müsse. So klappte ich den französischen Bach zu und entschloss mich, den deutschen neu und besser zu schaffen." Ergebnis der „Übersetzung": Das deutsche Buch hatte mit 844 Seiten nahezu den doppelten Umfang der ursprünglichen französischen Ausgabe. Es erschien 1908.

Als Nebenprodukt der Arbeit am Bach-Buch veröffentlichte Schweitzer 1906 noch eine schmale Schrift „Deutsche und französische Orgelbaukunst", in der er sich für den Erhalt alter Orgeln gegenüber den in Mode gekommenen „Fabrikorgeln" aussprach.

Es mutet geradezu übermenschlich an, was Schweitzer damals geleistet hat. Dazu kam, dass er 1905 neben all den umfassenden Aufgaben noch das Studium der Medizin begonnen hatte. Doch bevor ich auf diesen Abschnitt in Schweitzers Leben eingehe, möchte ich von dem Menschen erzählen, der 1898 in sein Leben trat, seit 1902 seine engste Vertraute wurde und fortan sein Leben begleitete: Helene Bresslau, seine spätere Ehefrau.

Helene Bresslau

Die Beziehung zwischen Helene und Albert Schweitzer, ihre 55-jährige Freundschaft und über 45 Jahre währende Ehe ist gewiss eine der ergreifendsten, schönsten und zugleich tragischsten Liebesgeschichten des 20. Jahrhunderts. Schweitzers Lebenswerk wäre nie und nimmer möglich gewesen ohne die stille Solidarität und aufopfernde Liebe dieser wunderbaren, außergewöhnlichen Frau. Helene stand, was die Aufmerksamkeit der Öffentlichkeit anbelangt, nie so im Rampenlicht wie ihr weltbekannter, im Guten so überdurchschnittlicher Lebensgefährte. Doch das kann und darf ihren Anteil am Gelingen des gemeinsam aus Berufung geschaffenen Lebenswerkes nicht schmälern.

Im Vergleich zu Albert Schweitzer ist die Anzahl der deutschsprachigen Publikationen über Helene Bresslau geradezu spärlich. Die früheste umfassendere Veröffentlichung stammt aus dem Jahr 1965; Marianne Fleischhack hat sie geschrieben. Das Buch trägt den schlichten Titel „Helene Schweitzer. Stationen ihres Lebens“ und ist eine liebevolle Würdigung von Leben und Werk der vielseitigen, umfassend gebildeten und emanzipierten Weggefährtin Albert Schweitzers. 1984 stellte Elfriede Bomze-Bomberger im Namen des „Deutschen Hilfsvereins für das Albert-Schweitzer-Spital-Lambarene“ eine kleine Textsammlung mit schönem Bildmaterial über Helene zusammen. Sie trägt den merkwürdig anmutenden Titel „Helene Schweitzer. Sein treuester Kamerad“. Diese ungewöhnliche Bezeich-

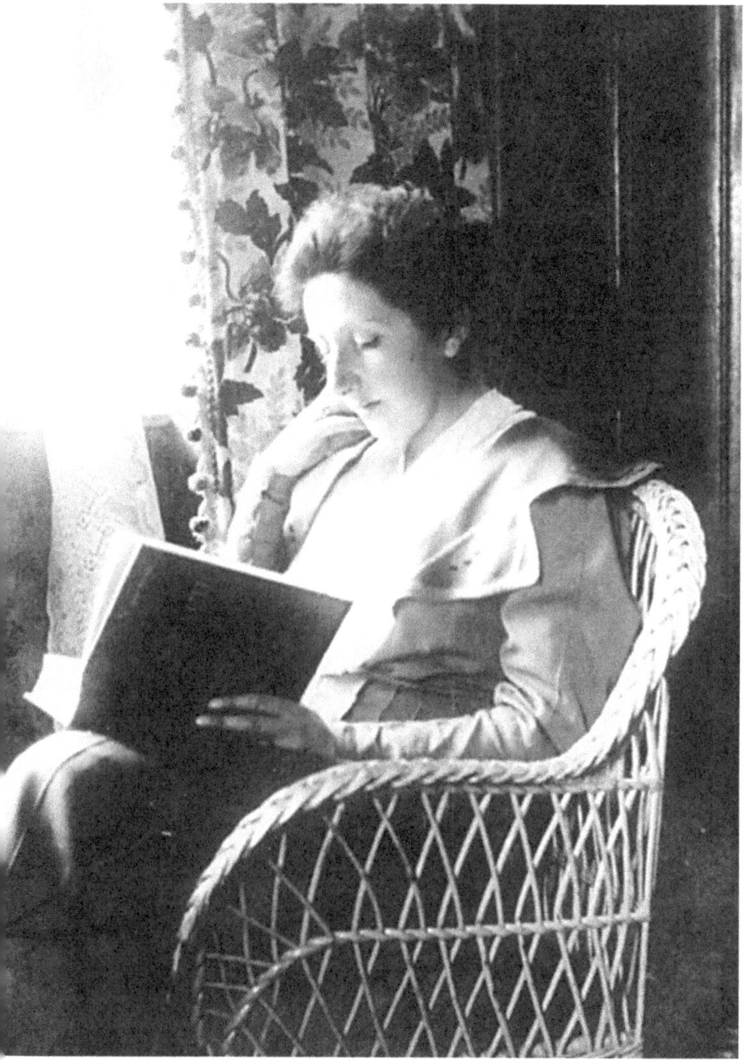

Helene Bresslau, 1908

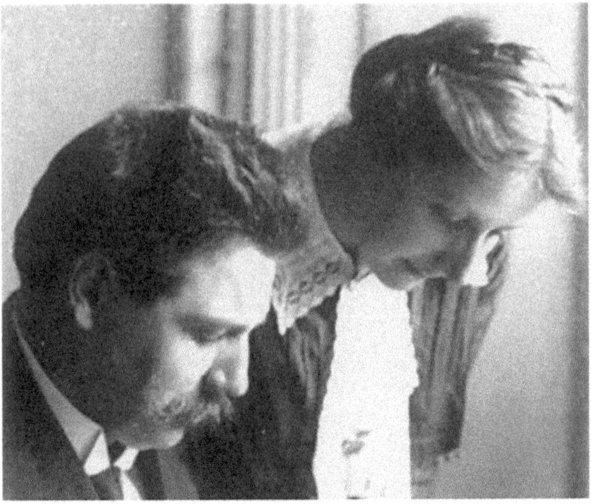

Albert Schweitzer und Helene Bresslau

nung geht zurück auf die Widmung, die Schweitzer seinem Buch „Kultur und Ethik“ (1923) voranstellte: „Meiner Frau, dem treuesten Kameraden“. Die bisher umfangreichste und schönste Biografie hat die Ärztin und Philosophin Verena Mühlstein 1998 vorgelegt: „Helene Schweitzer Bresslau. Ein Leben für Lambarene“. Dieses wertvolle literarische Denkmal ist eine wahre Fundgrube, denn die Autorin hat sich dabei auf Briefe, Tagebuchaufzeichnungen und bis dato unveröffentlichtes Quellenmaterial gestützt. In diesem Buch wird auch deutlich, wie groß der Anteil Helenes am gemeinsamen Lebenswerk Lambarene und an Schweitzers geistigem Schaffen war. Gegen Ende des Buches findet sich ein wunderbares Zitat von Roland Schütz, das die große Gemeinsamkeit zwischen Helene und Albert erhellt: „Ich habe den Eindruck, dass sie nicht im Schatten des großen Mannes lebt, sondern in seinem Licht."

Anlässlich des 125. Geburtstags von Helene (2004) verfasste Gisela Kegler eine Broschüre über Schweitzers Frau. Auch deren Titel lehnt sich an die erwähnte Widmung an: „Mein bester Kamerad". Natürlich finden sich auch in den zahlreichen Büchern über Albert Schweitzer immer wieder Würdigungen der Frau an seiner Seite, ebenso in den „Rundbriefen".

Die schönste Quelle, die zeigt, wie die Beziehung zwischen den beiden gewachsen ist und sich bis zum Entschluss, nach Afrika zu gehen, ständig vertieft hat, ist ohne Zweifel ihr Briefwechsel der Jahre 1902 bis 1912 (dem Hochzeitsjahr). Nirgends lässt sich besser nachvollziehen, wie Helene und Albert durch den gemeinsamen Wunsch, einem humanitären Ziel dienen zu wollen, in den zehn Jahren vor der Eheschließung zueinander gefunden haben. Dieser Briefwechsel wurde erst 1992 von Rhena Schweitzer Miller (der einzigen, 2009 verstorbenen Tochter) und dem Schweitzer-Schwager Gustav Woytt herausgegeben: „Albert Schweitzer – Helene Bresslau. Die Jahre vor Lambarene. Briefe 1902–1912".

Wer war nun diese Helene Bresslau, die Frau an Schweitzers Seite? Es ist nicht leicht, auf ein paar Seiten der Größe dieser Frau gerecht zu werden. Helene wurde am 25. Januar 1879 in Berlin geboren. Ihre Mutter Caroline, geborene Isay, stammte aus dem Rheinland, der Vater Harry war ein Bankierssohn aus Niedersachsen. Er musste schon früh familiäre Verantwortung übernehmen. Sein Vater war aus finanziellen Gründen (Konkurs der Bank) in die USA ausgewandert. Die Mutter starb bald darauf. So hatte sich Harry um die jüngeren Geschwister zu kümmern, unterstützte auch, so gut es ging, den vereinsamten Vater in Amerika. In Berlin studierte Harry Geschichte und Philologie, versah gegen ein recht bescheidenes Gehalt die Stelle eines Erziehers in einem jüdischen Waisenheim. Die Bresslaus waren assimilierte Juden, gehörten also der jüdischen Gemeinde an, ohne jedoch aktiv am religiösen Leben beteiligt zu sein. Ihre drei Kinder Ernst, Helene und Hermann wurden in einer protestantischen Gemeinde getauft. So war Helene eine Christin jüdischer Herkunft.

Sie war elf Jahre alt, als die Familie nach Straßburg übersiedelte. Der Vater Harry hatte einen Ruf als Ordinarius für Geschichte an die Kaiser-Wilhelm-Universität erhalten. Dies war für einen deutschen Juden eine außergewöhnliche Karriere. 28 Jahre – die glücklichsten seines Gelehrtenlebens – sollte Harry Bresslau in Straßburg wirken dürfen. Nach dem verlorenen Ersten Weltkrieg büßte er seine Stelle ein; er starb im Oktober 1926 nach schwerer Erkrankung. Die Mutter Caroline starb Mitte Dezember 1941.

Die vielseitig begabte Helene war im Unterschied zu ihrem späteren Ehemann von Beginn an eine ausgezeichnete Schülerin. Sie besuchte die Lindnersche Höhere Mädchenschule (benannt nach deren Direktorin Berta Lindner, einer bemerkenswerten, klugen und sehr engagierten älteren Dame von großer pädagogischer Ausstrahlung). Hier waren die deutschen Beamten-, Professoren-, und Offizierstöchter unter sich, denn elsässische Kinder besuchten diese Schule nicht. In diese Zeit fällt auch der Beginn der Freundschaft mit Marianne und Elly Knapp, der späteren Ehegattin des Journalisten und ersten deutschen Bundespräsidenten Theodor Heuss.

Konfirmandenunterricht erteilte Pfarrer Engelmann in der Straßburger Gemeinde St. Wilhelm. Er war ein aufrechter Liberaler und von Kopf bis Fuß Rationalist. Bei ihm lernte Helene – statt Bibel- und Liedverse stur auswendig zu lernen –, die Bibel gründlich zu lesen. Pfarrer Engelmanns Denkart war wie ein Vorgeschmack auf den liberalen und rationalistischen Geist Albert Schweitzers, und ganz offensichtlich ist diese geistige Grundhaltung bei der heranwachsenden Helene auf fruchtbaren Boden gefallen. Für das aufgeweckte Mädchen bedeuteten Glaube und Vernunft künftig jedenfalls keine Gegensätze.

In der Konfirmandenzeit erhielt sie auch die ersten Impulse für ihr späteres soziales Engagement. Sie schloss sich dem „Confirmandinnen-Verein für Armenpflege und innere Mission“ an. Man besuchte regelmäßig die Waisenhäuser und kümmerte sich um benachteiligte Kinder.

Helene beendete ihre Schulzeit mit Bestnoten, begann mit dem Studium am Lehrerinnenseminar, das der Lindnerschen Schule angegliedert war. Sie bewältigte das auf zwei Jahre konzipierte Pensum innerhalb eines Jahres und wurde per Sondergenehmigung mit 17 Jahren zur Prüfung zugelassen. Auch wenn der erreichte Abschluss nicht ganz so glänzend war wie der Schulabschluss zuvor, konnte sie doch stolz sein auf das bestandene Examen. Nun hatte sie zwar die Befähigung zum Unterricht an einer Höheren Mädchenschule, doch sie entschied sich für einen anderen Weg: Weil ihr die Musik eine „Quelle des Glücks und der Freude“ bedeutete, begann sie mit dem Studium von Klavier, Gesang und Musiktheorie am Straßburger Konservatorium.

Wir schreiben inzwischen das Jahr 1898. Am 6. August heiratete Helenes gute Freundin Lina Haas den Baurat Willibald Conrad. Zu den geladenen Gästen gehörte auch ein elsässischer Pfarrerssohn namens Albert Schweitzer. Da solche gesellschaftlichen Anlässe sorgfältig geplant wurden, wies man jeder Dame einen bestimmten Tischpartner zu; im Falle Helenes war das eben dieser Pfarrerssohn, ein junger Mann mit blendenden Manieren, selbstsicherem Auftreten, charmant und gut aussehend, zudem hochgewachsen. Helene, von Haus aus ein gepflegtes Hochdeutsch gewohnt, konnte es sich nicht verkneifen, in der Konversation mit dem jungen Mann dessen Elsässisch gelegentlich zu korrigieren. Der nahm es gelassen hin, hörte ihr aufmerksam zu und machte ihr Komplimente. Verena Mühlstein beschreibt die Situation: „Sie ist ganz hingerissen von seinem Charme und voller Bewunderung, weil er überdies ein fantastischer Tänzer ist. Sie unterhalten sich über Musik und Literatur, und er erzählt von seinen Plänen, das

Wintersemester in Paris bei Verwandten zu verbringen, um an der Sorbonne zu studieren."

Es ist müßig, darüber nachzudenken, ob es schon an diesem Abend zwischen den beiden jungen Menschen „gefunkt" hat. Der Verlauf des späteren Briefwechsels legt eher den Schluss nahe, dass die tiefe Liebe zwischen ihnen allmählich gewachsen ist und dass man das Jahr 1902 als Beginn ihrer innigen Zuneigung annehmen darf. Aber das wird wohl für immer ihr persönliches Geheimnis bleiben. Zumindest dürfte bei Helene ein nicht geringes Interesse an ihrem Tischpartner ausgelöst worden sein. Albert begleitete seine junge Tischdame nach Beendigung der Festlichkeiten artig nach Hause. Es sollte Frühjahr 1901 werden bis zum nächsten Wiedersehen.

Zusammen mit ihren Eltern brach Helene im Herbst 1899 zu einer halbjährigen Reise durch Italien auf. Die dort gewonnenen kulturellen und historischen Eindrücke veranlassten sie nach der Rückkehr, ein Studium der Kunstgeschichte zu beginnen. Als erfolgreiche Absolventin des Lehrerinnenseminars hatte sie die Berechtigung erlangt, sich an der Straßburger Universität einzuschreiben.

Eine einschneidende Episode für Helene war gewiss die Bekanntschaft mit den beiden jungen Theologen Eduard Kuck und dessen Freund Rudolf Spindler. Helene schätzte es, sich mit ihnen über tiefgreifende religiöse Fragen intensiv zu unterhalten. Die oft oberflächlichen Plaudereien bei den unvermeidlichen gesellschaftlichen Anlässen waren ihr lästig, ja zuwider. Sie hielt solche unverbindliche Konversation für pure Zeitverschwendung. Besonders mit dem Vikar Kuck verband sie bald eine engere Freundschaft, und er wurde zum häufigen, gern gesehenen Gast im Hause Bresslau. Vater Harry sah in ihm wohl auch eine angemessene Partie für seine Tochter, hoffte er doch insgeheim, dass die geistig quicklebendige und selbständige Helene sich dann wie von selbst in die damals übliche Rolle der Frau als Hausfrau und künftige Mutter fügen würde. Doch es zeigte sich bald, dass die „Chemie" zwischen den beiden jungen Menschen nicht in der Weise stimmte, dass Helene in eine dauerhafte Bindung eingewilligt hätte. Aus der angedachten Verlobung wurde nichts, Helene beendete schweren Herzens die Freundschaft. Immerhin trennte man sich in so gutem Einvernehmen, dass Kuck auch weiterhin bei den Bresslaus zu Gast war und Helene später sogar die Patin seines ersten Sohnes Rudolf wurde.

Sie zog ihre Lehren aus dem zerbrochenen ersten Verliebtsein. Als sie später in Albert Schweitzer einen neuen Freund gefunden hatte, gelang es ihr, den Kummer endgültig zu überwinden, und sie vermochte offen über die frühe schmerzliche Erfahrung zu reden. In einem Brief vom Mai 1902 schrieb sie an Albert: „Ich habe mich früher oft gefragt: Sind denn all die tausend Mädchen, die da glücklich werden dürfen, so viel besser als ich! – und war mir doch, bei aller Erkenntnis meiner Fehler, bewusst, nicht gerade ein schlechter Mensch zu sein!" Helene sah ein, dass sie für die Rolle einer „normalen" Hausfrau und Mutter wohl nicht geschaffen war.

In dieser Zeit der Orientierung fand Helene Kraft und Unterstützung in ihrem Freundeskreis. Während eines Treffens bei den Bresslaus beschlossen Helene, Elly Knapp, Elsa und Fritz Haas, einen „Radelclub" zu gründen. Man wollte die gerade aufgekommene Mode des Radfahrens zu ausgedehnten Ausflügen in die Natur nutzen und damit zugleich Gelegenheiten für lange, tiefe Gespräche schaffen. Helene machte den Vorschlag, auch Albert Schweitzer, den sie nicht vergessen hatte, zu dieser lockeren Vereinigung einzuladen. Sie teilte ihm dies mit. Schweitzer – zu diesem Zeitpunkt schon in Philosophie und Theologie promoviert, als Vikar in St. Nicolai und mit seiner Habilitation beschäftigt – sagte zu. Er nahm an den Radausflügen mit großer Freude teil und wurde bald zum geistigen Mittelpunkt der Gruppe.

Schweitzer hatte bis zu dieser Zeit eine enge Beziehung zu seiner in Paris lebenden, deutlich älteren Tante Mathilde gepflegt, die ihm Verständnis und Vertrauen entgegenbrachte. Sie starb am 18. Februar 1902 nach langer Krankheit. Albert litt sehr unter diesem ersten großen Verlust, „wo ein Stück des eigenen Ich mitgeht".

Der 22. März 1902 wurde zu einem Schlüsseldatum in der Beziehung zwischen Helene und Albert. Er hatte sie um einen Radausflug zu zweit in den Rheinwald bei Neudorf unweit von Straßburg gebeten und fand den Mut, sich der vier Jahre jüngeren Frau anzuvertrauen, teilte ihr seine Zukunftspläne mit und bat Helene um ihre Freundschaft.

Mag Helene auch schon vorher in ihn verliebt gewesen sein: Dies ist wohl die Geburtsstunde der gemeinsamen Liebe, in den darauffolgenden Briefen lange mit dem Etikett der Freundschaft versehen. Helene nahm wahr, mit welcher Offenheit sich Albert ihr anvertraute; in dieser Hinsicht war sie offenbar an Mathildes Stelle getreten. Und sie verstand, dass der junge Mann, inzwischen Privatdozent an der theologischen Fakultät Straßburg, für seine Zukunft etwas anderes im Sinn hatte als eine gesichert scheinende Universitätskarriere: Er wollte dienen, praktisch helfen und die Nachfolge Jesu ganz ernst nehmen. Aber der gemeinsame Radausflug hatte zugleich etwas Trauriges: Albert hatte Helene nämlich auch mitgeteilt, dass er nicht heiraten werde. Sein Plan war es, sich ganz dem Dienst am hilfsbedürftigen Mitmenschen zu widmen und kein normales bürgerliches Leben zu führen. Konkret beabsichtigte er, Waisenkinder bei sich aufzunehmen und sich um diese armen Geschöpfe zu kümmern. Helene wusste um den Ernst seiner Absichten. Auch sie beschloss daraufhin für sich, ehelos zu bleiben, ohne freilich die tiefe Freundschaft zu Albert aufzugeben.

Obwohl sie Freude am Studium der Kunstgeschichte hatte, spürte sie doch, dass dies nicht ihr Lebensinhalt sein könnte. Ihre Kräfte und ihr Engagement sollten anderen Menschen zugute kommen. Im Sommer 1902 nahm sie deshalb ein Angebot aus England an, für ein Jahr als Lehrerin für Deutsch, Französisch und Musik tätig zu werden. Sie freundete sich mit der Russin Lena Meksin an, die in Straßburg studiert hatte und ihren Lebensunterhalt als Übersetzerin verdiente. Gemeinsam war ihnen die Liebe zur Literatur und das Interesse an sozialen Fragen.

In den Slums von London lernte Helene das Elend der armen Bevölkerung kennen. Sie war sehr beeindruckt von der Arbeit des Arztes und Sozialpädagogen Thomas John Barnados, der sich hingebungsvoll um verarmte Straßenkinder und behinderte Jugendliche kümmerte.

Als Lehrerin an einem Mädchenpensionat in Brighton fand Helene nicht die gesuchte Erfüllung. Im Dezember 1902 gab sie die Stelle auf, blieb aber noch bis Mai 1903 auf der Insel und verdiente ihren Unterhalt mit privaten Französischstunden. Außerdem übersetzte sie zusammen mit ihrer russischen Freundin Novellen von Anton Tschechow und Maxim Gorki. Daneben engagierte sie sich in der Waisenfürsorge.

Nach ihrer Rückkehr nach Straßburg wurde Helene als ehrenamtliche Pflegerin in der Betreuung alleinstehender Mütter und deren Kleinkinder tätig. Sie lernte dabei die bedrückende Armut und Not dieser Frauen und Kinder kennen. Die Säuglingssterblichkeit war in Straßburg zu jener Zeit erschreckend hoch, insbesondere unter den unehelich geborenen Kindern. Nur etwa die Hälfte der kleinen Menschenkinder erreichte das zweite Lebensjahr. Helene machte Hausbesuche in den betroffenen Familien und klärte die zum Teil hilflosen Mütter über richtige Säuglingspflege auf.

Albert war in der Zwischenzeit zum Direktor des Thomasstifts ernannt worden und damit für die Ausbildung der angehenden Pfarrer verantwortlich. Seine Pläne, Waisenkinder bei sich aufzunehmen, wurden durch bürokratische Engstirnigkeit vereitelt.

Die außergewöhnlich tiefe Freundschaft zwischen Helene und Albert hatte unter der mehrmonatigen Trennung nicht gelitten. Pfingsten 1903 unternahm der Radelclub einen Ausflug nach Günsbach. Erstmals lernte Helene den Heimatort ihres Freundes und seine Familie kennen. Weil ihre Eltern sich dem Plan einer Russlandreise widersetzten, verbrachte sie den folgenden Winter bei ihrer Freundin, der Malerin Johanna Engel, in Berlin. Albert war verstört über diese abrupte Abreise. Einerseits gestand er der Freundin völlige Freiheit und Selbständigkeit zu, wünschte dies sogar ausdrücklich; andererseits sehnte er sich nach Helenes Nähe und dem geistigen Austausch mit der intelligenten, liebenswerten und attraktiven jungen Frau.

Auch Helene war in dieser Zeit sehr niedergeschlagen; sie litt an einer heftigen Depression und suchte nach einer verantwortungsvollen, erfüllenden Aufgabe.

Als Vorbereitung auf die berufliche Tätigkeit einer Waisenhausinspektorin in Straßburg absolvierte sie 1904 eine dreimonatige Ausbildung zur Krankenpflegerin in Stettin. Der Dienst im Krankenhaus war äußerst anstrengend, doch er half ihr, die Identitätskrise zu überwinden. Helene erholte sich anschließend bei einer Tante in Hamburg und nahm danach die Stelle in Straßburg an.

Inzwischen hatte Albert in einer Broschüre der Pariser Missionsgesellschaft von der bitteren Not der Menschen im Kongo gelesen und den Entschluss gefasst, dort als Missionar seine Absicht, bedürftigen Mitmenschen zu helfen, in die Tat umzusetzen. Ende Dezember 1904 teilte er Helene diesen Entschluss mit. Sie war die erste, die davon erfuhr. Da ihn die Missionsgesellschaft wegen seiner liberalen theologischen Haltung als Missionar ablehnte, beschloss der inzwischen 30-jährige Albert, ein Medizinstudium zu absolvieren, um als Arzt nach Afrika zu gehen.

Helene versah ihren aufopferungsvollen Dienst als Waisenhausinspektorin rund viereinhalb Jahre (Frühjahr 1905 bis Herbst 1909). Trotz dieser anstrengenden Tätigkeit fand sie nebenher noch die Zeit, Alberts Buch über die Leben-Jesu-Forschung Korrektur zu lesen und ihm Verbesserungen vorzuschlagen. Diese unentbehrliche Hilfe gewährte sie ihm auch bei seinen späteren Werken, und deshalb lässt sich ohne Übertreibung sagen, dass Helene einen nicht geringen Anteil an Schweitzers geistigem Werk hat.

Im Herbst 1906 verbrachten die beiden einige für sie unvergessliche Tage in Paris. Dabei lernte Helene Alberts Orgellehrer Widor und den befreundeten Schriftsteller Romain Rolland kennen.

Gegen Ende des Jahres waren Helenes Kräfte so erschöpft, dass sie einen Nervenzusammenbruch erlitt. In Günsbach erholte sie sich während der Weihnachtsferien in Alberts Elternhaus. Alberts Bruder Paul lud die (im Gegensatz zu Albert) sportbegeisterte Helene zum Skifahren ein.

Ein folgenschwerer, tragischer Ausflug, denn Helene stürzte schwer und zog sich eine Wirbelsäulenverletzung zu, die ihr zeitlebens zu schaffen machte.

Helene und Albert beschlossen entgegen aller vorherigen Vorsätze zu heiraten, um gemeinsam nach Afrika zu gehen. Um Albert dort in seiner ärztlichen Tätigkeit unterstützen zu können, nahm Helene die Strapazen einer einjährigen Ausbildung zur diplomierten Krankenschwester auf sich. Sie kündigte im April 1909 ihre Stellung bei der Gemeinde Straßburg und begann im Oktober die Ausbildung im Bürgerspital Frankfurt. Helene wurde bis an die Grenzen der Belastbarkeit gefordert; 14 bis 18 Stunden tägliche Arbeitszeit galten als normal. Sie meisterte auch diese Hürde, kehrte aber nach dem Examen völlig erschöpft nach Straßburg zurück.

Es war ein furchtbarer Schock für Helene und Albert, dass bei Helene zudem noch eine schwere Erkrankung diagnostiziert wurde: Sie hatte sich in Frankfurt während ihrer Ausbildung mit Tuberkulose infiziert. Erst nach vier Monaten Sanatorium hatte sie sich wieder so weit erholt, dass man an der Verwirklichung der gemeinsamen Afrika-Pläne weiterarbeiten konnte. Auch diese schwere Krankheit sollte sie ein Leben lang beeinträchtigen und ihr im Hinblick auf das gemeinsame Lebenswerk viele schmerzliche Verzichte abnötigen.

Am 18. Juni 1912 heirateten Helene und Albert. Fast genau neun Monate später, am 21. März 1913, einem Karfreitag, waren die aufwendigen Vorbereitungen für die Ausreise nach Afrika abgeschlossen, und das Ehepaar Schweitzer verließ Günsbach.

Lambarene wurde ihr gemeinsames Werk. Der erste Aufenthalt von 1913 bis 1917 war für Helene nach eigenem Bekunden die glücklichste Zeit ihres Lebens. Sie konnte an der Seite Alberts ihren Dienst an den Kranken versehen. Es war zugleich der längste gemeinsame Aufenthalt in Afrika. Wegen ihrer angeschlagenen Gesundheit war es Helene später nicht mehr vergönnt, in der Weise am gemeinsamen Lebenswerk Lambarene teilzunehmen, wie beide sich das so sehr gewünscht hätten. Helene hat, wie zahlreiche Briefe belegen, sehr darunter gelitten, oft und lange vom geliebten Mann getrennt sein zu müssen. Und sie hat dieses Leid in bewundernswerter Seelenstärke angenommen und ertragen.

Während des kriegsbedingten gemeinsamen Intermezzos im Elsass brachte sie, fast vierzigjährig, am 14. Januar 1919, an Alberts 44. Geburtstag, die einzige Tochter Rhena Fanny Suzanne zur Welt. Der für ein Mädchen ungewöhnliche Vorname hatte für Helene und Albert Erinnerungswert: Rhena war die weibliche latinisierte Form des Rheins (Rhenus) – Rückbesinnung auf den gemeinsamen Radausflug siebzehn Jahre zuvor, bei dem die beiden ihre Freundschaft im vertrauensvollen Gespräch besiegelt hatten.

Helenes Anteil am Bestand und am Gedeihen des Urwaldspitals kann nicht hoch genug eingeschätzt werden. Während Albert vor Ort oft und unter größten Schwierigkeiten um das Wohl der Kranken besorgt war, tat Helene im fernen Europa alles Erdenkliche, um dem Spital dienlich zu sein. Sie organisierte und hielt Vorträge (allein 28 während einer USA-Reise), begleitete Albert bei seinen Europa-Aufenthalten auf den ausgedehnten Vortrags- und Konzertreisen und trieb Spenden auf – alles für das gemeinsame Lebenswerk in Lambarene.

Dass die Ehe in 45 Jahren nicht völlig frei von Spannungen blieb, ist nur allzu menschlich. So ist es Helene schwergefallen, ansehen zu müssen, wie andere Frauen an die Stelle traten, die auszufüllen ihr sehnlichster Wunsch war. Dass andere zu engsten Mitarbeiterinnen ihres Mannes im Dienst an den Bedürftigen und Kranken wurden, weil sie es gesundheitlich nicht mehr konnte, war gewiss ein tiefer Schmerz für Helene. Besonders ihr Verhältnis zu Emmy Martin, die wohl sogar mehrfach für „Frau Schweitzer" gehalten wurde, war angespannt. Und dass sie mit Alberts zunehmendem Ruhm immer häufiger auf den geliebten Mann verzichten musste, bedeutete wohl auch einen bohrenden Seelenschmerz für Helene. Nils Ole Oermann berichtet in seiner Schweitzer-Biografie sogar davon, Helene habe beabsichtigt, Schweitzer öffentlich mit Scheidung zu drohen, wenn Emmy Martin 1954 mit zur Verleihung des Friedensnobelpreises nach Oslo reisen würde. Und Verena Mühlstein erzählt in ihrer Lebensbeschreibung Helenes, dass auch Albert bisweilen gereizt, nervös und verstimmt auf Helene reagiert habe. Aber es kam nicht zur Trennung zwischen Albert und Helene – Beweis dafür, dass ihre Liebe groß genug war, auch solche menschlich verständlichen Spannungen auszuhalten und zu überwinden.

Ihren letzten Lambarene-Aufenthalt musste Helene vorzeitig abbrechen, weil sie gesundheitlich am Ende war. Nur zehn Tage nach ihrer Rückkehr starb sie am 1. Juni 1957 in einem Züricher Krankenhaus. Ihre Urne wurde in Lambarene beigesetzt. Schweitzer fügte dem Urnengrab eine Handvoll Elsässer Erde bei und gravierte eigenhändig die Lebensdaten in das schlichte Steinkreuz. Ein bewundernswertes, trotz allen Leidens erfülltes Leben war zu Ende gelebt, eine großartige Frau hatte ihr irdisches Dasein vollendet.

Als Albert Schweitzer viele Jahre zuvor die kirchliche Trauung von Elly Knapp und Theodor Heuß vorgenommen hatte, fand er in der Predigt die schönen Worte: „Das hohe Glück des Augenblicks ist nicht, dass zwei Menschen sich innerlich geloben: ‚Wir wollen füreinander leben'; sondern dass dies in ihren Gedanken zugleich bedeutet: ‚Wir wollen miteinander für etwas leben.'" Wer die Lebens- und Liebesgeschichte von Helene und Albert betrachtet, weiß, dass diese Worte auch auf ihren gemeinsamen Lebensweg gemünzt waren.

Im Verlauf der weiteren Schilderung des Lebenslaufs von Albert Schweitzer wird noch öfter von Helene die Rede sein. Sie war eine außergewöhnliche Ehefrau, die den Weg mit dem großen Menschenfreund mitgegangen ist. Schweitzers geistiges und praktisches Werk wäre ohne diese starke, liebende und leidende Lebenspartnerin nicht denkbar.

In einem Brief von 1945 schrieb Helene über ihre Beziehung zu Albert: „Es sind nun 43 Jahre, seit wir Freunde wurden und gemeinsam zu arbeiten begannen. Wir begegneten einander in dem Gefühl der Verantwortlichkeit für all das Gute, was wir in unserem Leben empfangen hatten, und in dem Bewusstsein, dass wir dafür zu bezahlen hätten durch Hilfeleistung gegenüber anderen. Es ist die Freude und der Stolz meines Lebens gewesen, ihm bei all seiner Tätigkeit zu folgen und zur Seite zu stehen; und ich bedauere nur, dass Mangel an Kraft mich hinderte, mit ihm Schritt zu halten." Schöner lässt sich die Größe und die Tragik ihrer Liebe nicht beschreiben.

Vor einiger Zeit war zu lesen, Schweitzer sei ein Egomane gewesen, der Frau und Kind im Stich gelassen habe, um sein Werk verwirklichen und an seinem Ruhm bauen zu können. Wer so urteilt, verkennt die tiefen Beweggründe, die Helene und Albert auf ihrem gemeinsamen, oft entbehrungsvollen und dennoch erfüllten Lebensweg getragen haben: Ihre Liebe war nicht allein eine Liebe zueinander und füreinander, sondern eine Liebe für etwas großes Gemeinsames – den selbstlosen Dienst an den Mitmenschen.

Was Helene für Albert bedeutete, mag ein kleines äußeres Zeichen verdeutlichen: Auf den Holzkisten, die in Straßburg von treuen Helfern für Lambarene gepackt wurden, ist das Kürzel „ASB" zu erkennen. Ausgeschrieben bedeutet dies „Albert Schweitzer Bresslau" – ein unscheinbarer Hinweis auf die tiefe Verbundenheit beider im gemeinsamen Werk.

Medizinstudium

Wie kam es dazu, dass Albert Schweitzer sich entschloss, als Dreißigjähriger die Strapazen eines langen Medizinstudiums auf sich zu nehmen, um als Arzt nach Äquatorialafrika zu gehen?

Es waren mehrere Faktoren, die zusammenwirkten und diese Entscheidung bei ihm auslösten. Die Wurzeln reichen wohl zurück bis in die Schulzeit. Schon in dieser frühen Lebensphase war es Schweitzer aufgegangen, dass es ihm vergönnt war, in „idealen" Verhältnissen aufzuwachsen, während etliche seiner Schulkameraden in ärmlichen, traurigen Familienverhältnissen zu leben genötigt waren. Als Student wurde ihm die eigene privilegierte Situation vollends bewusst: „Auf der Universität musste ich in meinem Glücke, studieren zu dürfen und in Wissenschaft und Kunst etwas leisten zu können, immer an die denken, denen materielle Umstände oder die Gesundheit solches nicht erlaubten." Er zog mit der für ihn typischen Beharrlichkeit aus diesem in seiner Sicht unverdienten Glück eine lebensentscheidende Konsequenz: „An einem strahlenden Sommermorgen, als ich – es war im Jahre 1896 – in den Pfingstferien zu Günsbach erwachte, überfiel mich der Gedanke, dass ich dieses Glück nicht als etwas Selbstverständliches hinnehmen dürfe, sondern etwas dafür geben müsse. Indem ich mich mit ihm auseinandersetzte, wurde ich, bevor ich aufstand, in ruhigem Überlegen, während draußen die Vögel sangen, mit mir selber dahin eins, dass ich mich bis zu meinem dreißigsten Lebensjahr für berechtigt halten wollte, der Wissenschaft und der Kunst zu leben, um mich von da an einem unmittelbaren menschlichen Dienen zu weihen."

Diese Zukunftsentscheidung war durch Schweitzers christlichen Glauben, seinen unbedingten Willen zur Nachfolge Jesu motiviert. Er hatte intensiv darüber nachgedacht, welche Bedeutung das Jesus-Wort „Denn wer sein Leben erhalten will, der wird es verlieren; wer aber sein Leben verliert um meinetwillen, der wird es finden" (Matthäus 16,25) für ihn ganz persönlich haben könnte. Jetzt, nach diesem Entschluss, war die Bedeutung gefunden: „Zu dem äußeren Glücke besaß ich nun das innerliche."

Zu diesem Zeitpunkt war ihm jedoch überhaupt noch nicht klar, in welcher Weise er seinen Zukunftsplan umsetzen würde. Nur eines wusste er: Es musste ein „unmittelbar menschliches, wenn auch noch so unscheinbares Dienen" sein.

Schweitzer dachte zunächst an eine Tätigkeit in Europa, und sein erster Plan war wie gesagt, verwaiste oder verwahrloste Kinder bei sich aufzunehmen und für sie zu sorgen. Alle Versuche, diesen Plan zu realisieren, schlugen jedoch fehl. Sie scheiterten an der Ablehnung der jeweils zuständigen Behörde oder Einrichtung. Einem ehelosen Vikar und Studienstiftsdirektor die Betreuung von Waisenkindern anzuvertrauen schien den zuständigen Personen nicht passend. Schweitzer hatte auch daran gedacht, sich Obdachlosen oder entlassenen Strafgefangenen zu widmen, und er wurde auch in diesem karitativen Bereich tätig. Als Mitglied der studentischen Vereinigung „Diaconat Thomana“ kümmerte er sich um eine ihm zugewiesene Anzahl armer, hilfsbedürftiger Familien. Um Gelder für diese Familien aufzubringen, waren zweimal im Jahr Bittgänge zu erledigen. „Für mich, der ich schüchtern und gesellschaftlich ungewandt war, waren sie eine Pein. Ich glaube, dass ich mich bei diesen Vorstudien für mein späteres Betteln zuweilen sehr ungeschickt benommen habe, aber gelernt habe ich dabei, dass das Bitten mit Takt und Zurückhaltung von den Menschen besser verstanden wird als das forsch auftretende und dass zum rechten Betteln auch das freundliche Ertragen des Zurückgewiesenwerdens gehört.“

Den entscheidenden Fingerzeig des Schicksals erhielt Schweitzer im Herbst 1904. Die Pariser Missionsgesellschaft informierte in ihrer Monatsbroschüre über die bittere Not der Menschen im Kongo und den Mangel an tatkräftigen Christen, die helfen wollten im Kampf gegen diese Not. Der Artikel, verfasst vom Leiter der Missionsgesellschaft Alfred Boegner, endete mit den Worten: „Menschen, die auf den Wink des Meisters einfach mit ‚Herr, ich mache mich auf den Weg‘ antworten, dieser bedarf die Kirche.“ Schweitzer verstand diesen Aufruf ganz persönlich: „Als ich mit dem Lesen fertig war, nahm ich ruhig meine Arbeit vor. Das Suchen hatte ein Ende.“ Der Entschluss, als Helfer bedürftigen Menschen in Afrika zu dienen, war gefasst. Doch das „Wie?“ dieser Hilfe war damit noch nicht geklärt. Sein Ruf als liberaler Theologe verhinderte, wie erwähnt, dass Schweitzer von den orthodoxen Mitgliedern der Pariser Missionsgesellschaft als einfacher Missionar akzeptiert wurde. So reifte der Entschluss, als Arzt nach Afrika zu gehen.

Als er wenig später seine engsten Bekannten und Verwandten von seiner Entscheidung, die anfangs nur Helene Bresslau kannte, brieflich in Kenntnis setzte, stieß er bei fast allen auf Unverständnis. Doch Schweitzer ließ sich nicht beirren: „Arzt wollte ich werden, um ohne irgendein Reden wirken zu können. Jahrelang hatte ich mich in Worten ausgegeben. Mit Freudigkeit hatte ich im Beruf des theologischen Lehrers und des Predigers gestanden. Das neue Tun aber konnte ich mir nicht als ein Reden von der Religion der Liebe, sondern nur als ein reines Verwirklichen derselben vorstellen. Ärztliche Kenntnisse ermöglichten mir dieses Vorhaben in der besten und umfassendsten Weise, wohin auch immer der Weg des Dienens mich führen mochte."

Im Oktober 1905 begann Albert Schweitzer sein Medizinstudium. Er hatte sich bei Professor Fehling, dem damaligen Dekan der medizinischen Fakultät, gemeldet und wäre von diesem, wie Schweitzer humorvoll berichtete, am liebsten gleich an den Kollegen von der Psychiatrie überwiesen worden.

Die Jahre des Medizinstudiums waren für Schweitzer eine äußerst anstrengende und belastende Zeit, ein ständiges Ringen mit der Müdigkeit. Er hatte sich nicht dazu entschließen können, seine theologische Lehrtätigkeit an der Straßburger Universität und sein Predigtamt als Vikar aufzugeben, da beides ihm viel bedeutete. Zudem nahm ihn die Orgel intensiv in Anspruch, musste er doch in jedem Winter mehrfach für mindestens drei Tage zu Konzerten der von ihm mitbegründeten Pariser Bachgesellschaft nach Paris reisen. Auch die Teilnahme an Bach-Aufführungen im fernen Barcelona forderte ihren zeitlichen Tribut. Schweitzer hatte seine Teilnahme an Konzerten ausgedehnt, um einen finanziellen Ausgleich für den Wegfall seines Gehalts als Stiftsdirektor zu schaffen. Er wollte ja seine ärztliche Tätigkeit in Afrika ohne finanzielle Hilfe durch die Missionsgesellschaft beginnen, wie er dieser zugesichert hatte. Auch die Einkünfte aus dem erfolgreichen Bach-Buch halfen, diesen Plan zu verwirklichen.

Insbesondere die Vorlesungen nahmen ihn zeitlich sehr in Anspruch, zumal er als Hauptthema schwierige Fragen im Zusammenhang mit der Lehre des Apostels Paulus gewählt hatte. Und schließlich galt es ja auch noch, am Ende des Medizinstudiums die medizinische Dissertation anzufertigen. Alles in allem war es eine erdrückende, schier übermenschliche Arbeitsfülle, die Schweitzer sich auferlegt hatte. Ohne seine robuste Gesundheit, ohne die Fähigkeit, äußerst effizient und konzentriert arbeiten zu können und nicht zuletzt ohne die selbstlose, liebevolle Hilfe seiner künftigen Frau Helene wäre die Bewältigung dieses Arbeitspensums kaum denkbar gewesen.

Im Oktober 1911 begann für Schweitzer das medizinische Staatsexamen. Zwei Monate später, am 17. Dezember, hatte er den letzten Prüfungsteil hinter sich gebracht. Welche Erleichterung! Schweitzer meinte zu träumen, als er an diesem Winterabend das Krankenhaus verließ. Er konnte es kaum fassen, „dass die furchtbare Anstrengung des Medizinstudiums" hinter ihm lag. Nun galt es noch, das praktische Jahr als Volontär in den Kliniken zu absolvieren und die medizinische Doktorarbeit abzuschließen.

Als Thema für diese Arbeit hatte Schweitzer „Die psychiatrische Beurteilung Jesu" gewählt – im Grunde eine logische Fortführung seiner bisherigen theologischen Auseinandersetzung mit der Leben-Jesu-Forschung. In dieser schmalen Schrift (46 Seiten plus drei Seiten begründender Vorrede) setzte er sich mit den damals in Mode gekommenen Versuchen auseinander, Jesus wegen seines in hohem Maße außergewöhnlichen Auftretens als psychisch kranken Menschen darzustellen. Von Epilepsie bis hin zu schwerer Paranoia reichten die psychiatrischen Vermutungen der einschlägigen Autoren. Schweitzer wies nach, dass sie ihre „Diagnose" ohne gründliche Kenntnisse der theologischen Forschung gewagt hatten, und kam in seiner Arbeit zu dem Schluss:

„Die Kritik der angeführten Pathographien ergibt also Folgendes:

1. Das in diesen Arbeiten verwandte Material ist zum großen Teil unhistorisch.

2. Von dem historisch gesicherten Material imponiert den Autoren eine Anzahl von Handlungen und Äußerungen Jesu als pathologisch, weil sie mit der damaligen Zeitauffassung zu wenig vertraut sind, um ihr gerecht werden zu können. Eine Reihe von irrigen Auffassungen rührt auch daher, dass sie in die eigenartigen Probleme des Verlaufs des öffentlichen Auftretens Jesu keinen Einblick gewonnen haben.

3. Von diesen unrichtigen Voraussetzungen aus und unter Zuhilfenahme von durchaus hypothetischen Symptomen konstruieren sie Krankheitsbilder, die selbst Artefakte [also künstliche Konstrukte] sind und überdies sich in die von den Autoren diagnostizierten klinischen Krankheitsformen nicht restlos einreihen lassen.

4. Die einzigen psychiatrisch eventuell zu diskutierenden und als historisch anzunehmenden Merkmale – die hohe Selbsteinschätzung Jesu und etwa noch die Halluzinationen bei der Taufe – reichen bei weitem nicht hin, um das Vorhandensein einer Geisteskrankheit nachzuweisen."

In der Summe sind die Versuche, Jesus als Psychopathen einstufen zu wollen, für Schweitzer „gleich null zu bemessen".

Inzwischen liefen längst die Vorbereitungen für die Ausreise nach Afrika. Das Frühjahr 1912 verbrachte Schweitzer in Paris, um grundlegende Kenntnisse in Tropenmedizin zu erwerben und Medikamente für sein künftiges Spital in Afrika zu beschaffen. Aufgrund der körperlichen Strapazen der zurückliegenden Jahre waren Albert und Helene gesundheitlich ziemlich angeschlagen, als sie am 18. Juni 1912 heirateten.

Schweitzer hatte seine geliebten Tätigkeiten als Hochschullehrer und Prediger aufgegeben, um sich ganz auf die bevorstehende Ausreise konzentrieren zu können. Ein Verzicht, der ihm sehr schwergefallen ist: „Nicht mehr zu predigen und nicht mehr Vorlesungen zu halten bedeutete einen schweren Verzicht für mich. Bis zu meiner Abreise nach Afrika vermied ich es dann nach Möglichkeit, an St. Nicolai oder an der Universität vorbeizugehen, weil der Anblick dieser Stätten eines nie wiederkehrenden Wirkens mir zu schmerzlich war. Noch heute kann ich den Blick nicht auf die Fenster des zweiten Hörsaals ostwärts vom Eingang des großen Universitätsgebäudes gerichtet halten, in dem ich gewöhnlich zu lesen pflegte."

Durch Bittgänge zu Freunden und Bekannten erreichte Schweitzer, dass ihm die nötigen Mittel zur Verfügung gestellt wurden, um den Unterhalt des Urwaldkrankenhauses für mindestens ein Jahr zu sichern. Die Gewissheit der finanziellen Unabhängigkeit und Sicherheit bewog ihn schließlich, der Pariser Missionsgesellschaft seine Dienste als Arzt anzubieten und den gestrengen Herren des Komitees zuzusichern, dass mit diesem Angebot keine Geldverpflichtungen auf die Gesellschaft zukämen. Doch erst nachdem er das Versprechen abgelegt hatte, nur als Arzt und nicht etwa als Prediger zu wirken („stumm zu sein wie ein Karpfen"), stimmte das Komitee den Plänen zu. Man muss sich die Ironie dieser Situation einmal bewusst machen: Da wird einem renommierten Theologen, der seinen Entschluss, nach Afrika gehen zu wollen, ganz und gar auf die konsequente Nachfolge Jesu gegründet hatte, das Versprechen abverlangt, auf jegliche Verkündigung im fernen Missionsgebiet zu verzichten und sich ausschließlich auf medizinische Tätigkeiten zu beschränken. Wie gut, dass Schweitzer in Lambarene auf tolerante Missionare traf, die ihm schon bald ermöglichten, ja ihn dazu ermunterten, sich aus den Fesseln seines „Karpfen-Daseins" zu befreien. Gemeinsames Gebet, Andachten und regelmäßige Gottesdienste waren schließlich die tragenden Säulen des Glaubens in der Lebensgemeinschaft Lambarene.

Während seines Medizinstudiums war Schweitzer literarisch nicht untätig geblieben. So betrieb er intensiv seine Paulus-Studien weiter, die aber erst sehr viel später (1930) in einer vervollständigten Fassung als Buch unter dem Titel „Die Mystik des Apostels Paulus" erschienen. Zunächst veröffentlichte Schweitzer lediglich die „Geschichte der Paulinischen Forschung", eine problemgeschichtliche Abhandlung, die er eigentlich nur als einleitendes Kapitel zu seinen umfassenden Paulus-Studien gedacht hatte. Im Lauf der Auseinandersetzung mit dem theologisch komplexen Thema sah er jedoch bald ein, dass diese Problemgeschichte zu einem eigenen Buch heranwachsen würde. Als Resultat der Studie von 1911 hielt Schweitzer fest, „dass das damals allgemein als aussichtsvoll angesehene Unternehmen, eine als nicht-jüdisch anmutende mystische Erlösungslehre auf griechische Vorstellungen zurückzuführen, undurchführbar sei und dass einzig und allein eine Erklärung aus der Eschatologie [der Lehre von den sogenannten Letzten Dingen] infrage kommen könne".

Neben der Paulus-Arbeit hatte sich Schweitzer auch noch die Bürde aufgeladen, zusammen mit Widor eine Ausgabe der Orgelwerke Bachs zu besorgen, in die Anleitungen über die Art, wie Bach zu spielen sei, eingearbeitet wurden. Diese gemeinsame Arbeit war wieder mit zeitraubenden Reisen nach Paris verbunden. Und zweimal reiste Widor für mehrere Tage nach Günsbach, um mit Schweitzer die Bach-Ausgabe voranzubringen.

Nach Abschluss aller notwendigen Vorbereitungen und Erledigung mancher durchaus lästigen Formalität war es endlich so weit: „Im Februar 1913 wurden die siebzig Kisten zugeschraubt und als Fracht nach Bordeaux vorausgesandt." Wie vorausschauend Schweitzer die erste Ausreise nach Afrika geplant hatte, mag eine scheinbar unwichtige Begebenheit belegen: Helene wunderte sich darüber, dass ihr Mann darauf bestand, 2000 Mark in Gold mitzunehmen, anstatt sich nur auf Papiergeld zu verlassen. Er gab ihr zur Antwort, dass mit der Möglichkeit eines Krieges zu rechnen sei und dann das Gold seinen Wert behielte, während Papiergeld wertlos werden könnte oder man Bankkonten einfach sperren würde. Eine bittere Voraussicht, die sich allzu bald bewahrheiten sollte.

Der Abschied fiel Helene und Albert wie auch den zurückbleibenden Familienangehörigen sehr schwer. Schweitzers Mutter blieb aus Sorge, Enttäuschung und Verbitterung der wehmütigen Zeremonie am Günsbacher Bahnhof fern. Albert hat sie nicht wiedergesehen, denn die geliebte Mutter wurde 1916 in Günsbach von einem scheuenden Militärpferd überrannt und starb an den Folgen dieses tragischen Unfalls.

Mancher Schweitzer-Biograf gibt sich verwundert, dass Schweitzer so nahegehende Ereignisse wie den Tod der Mutter oder auch seine eigene Hochzeit und die Geburt der einzigen Tochter Rhena fast beiläufig in seinen Aufzeichnungen erwähnt, und vermutet gar emotionale Kälte bei ihm. Diese meist verhalten geäußerte Kritik scheint mir nicht angebracht. Schweitzers Zurückhaltung in der Offenlegung seines Privatlebens und seiner Gefühlswelt, ist wohl eher Ausdruck des Wunsches, nach außen hin nicht viel von seinem Seelenleben preiszugeben, und darf keineswegs voreilig als Gefühlskälte oder Gleichgültigkeit gewertet werden. Schon im einleitenden Kapitel wurde darauf hingewiesen, dass es zu Schweitzers Wesensmerkmalen gehörte, sich selbst nicht in den Vordergrund drängen zu wollen. Dieser Charakterzug macht sich wohl auch da bemerkbar, wo er über Dinge, die ihn innerlich zutiefst betroffen haben dürften, nach außen hin schweigsam bleibt. Wer einen Eindruck davon gewinnen möchte, wie gefühlsbetont Schweitzer sein konnte, der findet dazu zahlreiche Belege in dem nicht für die Öffentlichkeit bestimmten (und erst 1992 publizierten) Briefwechsel zwischen Helene und Albert aus den zehn Jahren vor ihrer Eheschließung.

Anfang in Afrika: Lambarene, Erster Weltkrieg, Deportation

„Am Karfreitagnachmittag 1913 verließen meine Frau und ich Günsbach; am Abend des 26. März schifften wir uns in Bordeaux ein." Mit diesen schlichten, sachlichen Worten schilderte Albert Schweitzer den Anfang dessen, was für ihn und seine Frau zur großen, mehr als fünf Jahrzehnte umfassenden Lebensaufgabe werden sollte. Die Anfänge in Lambarene waren für Helene und Albert schwierig – aber glücklich. Schon die Reise nach Afrika war für beide ein unvergessliches Erlebnis. Schweitzer schilderte sie in seinem 1921 erschienenen ersten Afrika-Rückblick („Zwischen Wasser und Urwald") lebendig und nicht ohne Humor. Von stürmischer See, interessanten Begegnungen an Bord, Afrika-Erfahrungen der Mitreisenden ist die Rede; Zollschwierigkeiten, erste Erlebnisse mit Einheimischen, tiefe Eindrücke beim Anblick des endlos scheinenden Urwalds werden beschrieben: „Wasser und Urwald ...! Wer vermöchte diese Eindrücke wiederzugeben? Es ist uns, als ob wir träumten. Vorsintflutliche Landschaften, die wir als Fantasiezeichnungen irgendwo gesehen haben, werden lebendig. Man kann nicht unterscheiden, wo der Strom aufhört und das Land anfängt ... So geht es fort, Stunde um Stunde. Jede Ecke, jede Biegung gleicht der anderen. Immer nur derselbe Wald, dasselbe gelbe Wasser. Die Monotonie steigert die Gewalt dieser Natur ins Ungemessene. Man schließt die Augen eine Stunde, und wenn man sie öffnet, erblickt man wieder genau, was schon vorher da war."

Der Empfang in Lambarene war herzlich und freundlich, die anfänglichen Arbeitsbedingungen keineswegs. Schweitzer, später der ausgewiesene Anwalt für das Lebensrecht der Tiere, wird zum Jäger von Spinnen und anderem Krabbelgetier, um den vorgesehenen Wohnraum erst bewohnbar zu machen. Wie ein Lauffeuer verbreitet sich in den Urwalddörfern die Nachricht, dass ein neuer Arzt in Lambarene eingetroffen sei. Noch bevor die 70 vorausgesandten Kisten mit dem notwendigen Spitalbedarf eintrafen, mussten Helene und Albert schon Patienten behandeln – zunächst un-

Lambarene – Blick auf den Fluss und das Spital

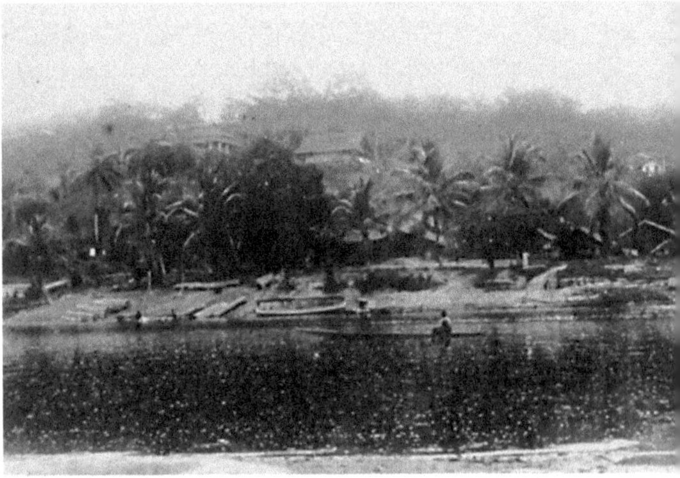

ter freiem Himmel und dann im eiligst dafür hergerichteten Hühnerstall.

Joseph, ein ehemaliger Koch, wurde zum ersten Gehilfen der Schweitzers. Er war sehr intelligent, sprachbegabt und bediente sich, wenn es um die Schilderung der Patientenbeschwerden ging, der gewohnten Küchen-Kenntnisse: „Dieser Mann hat Weh im rechten Gigot. Diese Frau hat Schmerzen in den oberen Koteletten und im Filet.“ Hatte ein Patient einen zu niedrigen Puls, so lautete Josephs Diagnose: „Die Uhr des Mannes geht zu langsam.“

Das Wohnhaus der Schweitzers („Doktorhaus“) wurde renoviert, der Bau der ersten Patienten-Unterkünfte rasch in Angriff genommen. Der künftige „Urwald-Architekt“ Schweitzer machte seine ersten Erfahrungen als Baumeister. Helene kümmerte sich um das medizinische Instrumentarium, bereitete die chirurgischen Eingriffe vor, bei denen sie auch als Assistentin fungierte, und war zuständig für die Verbandsstoffe und Operationswäsche. Dies alles neben den Aufgaben, die sie als Hausfrau zu bewältigen hatte. Es war ein reichhaltiges, anstrengendes Arbeitsprogramm, aber sie war glücklich, so glücklich wie kaum jemals danach in ihrem Leben.

Um einen einigermaßen geordneten Ablauf des Spitalbetriebs zu gewährleisten, sah sich Schweitzer zu einer drakonisch anmutenden Hausordnung genötigt, die jeden Morgen den wartenden Patienten von einem Heilgehilfen vorgetragen wurde: „1. Es ist verboten, in der Nähe des Doktorhauses auf den Boden zu spucken. 2. Es ist den

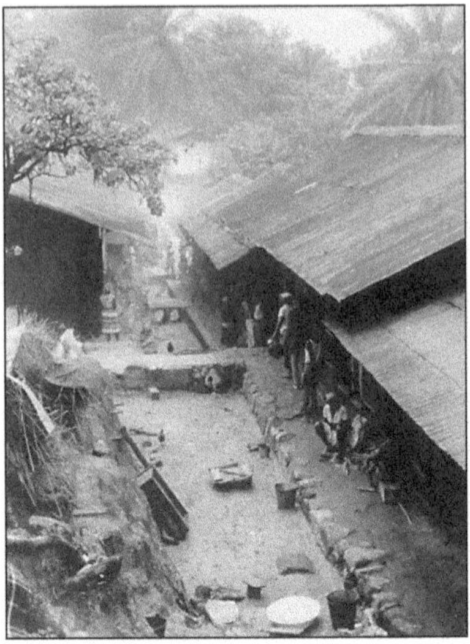

Alltag hinter der Spitalstraße von Lambarene

Wartenden untersagt, sich miteinander laut zu unterhalten. 3. Die Kranken und ihre Begleiter sollen für einen Tag Nahrung mitbringen, da nicht alle schon morgens behandelt werden können. 4. Wer ohne Erlaubnis des Doktors die Nacht auf dem Boden der Station verbringt, wird ohne Medikamente fortgeschickt. [Es kam nämlich nicht selten vor, dass von weither angereiste Patienten nachts in den Schlafsaal der Schulknaben eindrangen, diese vor die Tür setzten und ihre Plätze einnahmen.] 5. Die Flaschen und die Blechschachteln, in denen man die Medikamente erhält, müssen wieder zurückgebracht werden. 6. Wenn das Schiff in der Mitte des Monats den Strom hinaufgefahren ist, soll man außer in dringenden Fällen den Doktor nicht aufsuchen, bis das Schiff wieder heruntergefahren ist, da er während jener Tage um die guten Medikamente nach Europa schreibt."

Das spiegelt die Alltagssorgen des Dozenten, Schriftstellers und Künstlers Albert Schweitzer wider: Die „Prosa" Afrikas hatte ihn erreicht. Ohne Ordnung ging es nun einmal nicht, und Schweitzer lernte sehr rasch, wie wichtig unumstößliche Grundregeln im Umgang mit den unbekümmerten, auf ihre Art beneidenswert freien Einheimischen waren, wenn die vielfältigen Aufgaben im Spitaldorf bewältigt werden sollten.

Schweitzer war als Arzt sehr erfolgreich. Sein Ruf als „Oganga" (Fetischmann, Medizinmann) sprach sich schnell herum, der Zustrom an Patienten wuchs kontinuierlich. In der Hauptsache hatte es der Urwaldarzt medizinisch mit Dysenterie (Ruhr), Malaria, Haut- und Elephantiasisgeschwüren, Krätze, Schlafkrankheit, Zahnproblemen, Herzerkrankungen und Geschlechtskrankheiten zu tun. Chirurgisch nahmen ihn vor allem Hernien und durch Unfälle verursachte Knochenbrüche in Anspruch. Magengeschwüre und Krebserkrankungen waren hingegen so gut wie unbekannt.

Schweitzer hat von Anfang an das Spital nicht nach europäischen Standards errichtet, sondern wollte eine dörfliche Gemeinschaft schaffen, die den Gewohnheiten und Bedürfnissen der Eingeborenen möglichst authentisch entsprach. Zu dieser Spitalgemeinschaft gehörten wie selbstverständlich auch Tiere, und Schweitzers spätere Afrika-Berichte enthalten denn auch manche köstliche Episode um die bunt gemischte Lambarene-Tierschar. Manche der Spitaltiere erreichten durch Schweitzers Erzählungen geradezu Weltbekanntheit, so die Pelikane Parsifal, Tristan, Lohengrin, die Antilope, die respektlos seine Manuskripte anknabberte und ihren Lieblingsplatz unter dem Tropenklavier hatte („Antilöpeli"), die Wildschweine Thekla und Josephine, die stets zu Schabernack aufgelegten Schimpansen, die Hunde, Katzen, Hühner, Ziegen, der cholerische Truthahn ... Kurzum: Lambarene war in gewisser Hinsicht auch ein Zoo, denn Tiere gehörten ganz einfach in die Lebensgemeinschaft des Spitals, so wie sie auch ihren anerkannten Platz in der umfassenden Ehrfurchtsethik des Urwaldarztes bekommen sollten.

Das in geistiger Hinsicht entscheidende Ereignis des ersten Lambarene-Aufenthalts datiert vom September 1915: Schweitzer arbeitete während dieser Zeit an seiner Kulturphilosophie und rang mit grundsätzlichen Fragen: „Was ist das wahrhaft Ethische? Welches sind die wirklichen Kulturideale? Was ist überhaupt Kultur?" (Erich Gräßer). Monatelang beschäftigten ihn diese Themen, ohne dass er in seiner Suche nach einem universalen Grundgesetz des Guten fündig wurde. Er trat auf der Stelle, kam nicht vorwärts in seinem Bemühen, ein allgemeingültiges Grundprinzip aller Ethik zu finden.

Eine Bootsfahrt auf dem Ogowe brachte den denkerischen Durchbruch. Schweitzer hatte seine Frau auf der Schiffsreise nach Kap Lopez begleitet, wo sich Helene erholen sollte. Ihn erreichte die Nachricht, dass die Frau eines Schweizer Missionars erkrankt und seine Hilfe erforderlich sei. Im Schlepptau eines kleinen Dampfers begab sich Schweitzer zusammen mit einigen Eingeborenen auf die zweihundert Kilometer lange Flussfahrt zu der Patientin. Er wollte die Reisezeit nutzen, um mit seinen Aufzeichnungen zur Kulturphilosophie voranzukommen, beschrieb Blatt um Blatt „mit unzusammenhängenden Sätzen, nur um auf das Problem konzentriert zu bleiben". Dann, am Ende des dritten Reisetages, hatte Schweitzer ein geradezu mystisches Offenbarungserlebnis. Sie fuhren an einer Insel vorbei; vier Nilpferde wanderten mit ihren Jungen über eine Sandbank. „Da kam ich, in meiner großen Müdigkeit und Verzagtheit, plötzlich auf das Wort ‚Ehrfurcht vor dem Leben', das ich, so viel ich weiß, nie gehört und nie gelesen hatte. Alsbald begriff ich, dass es die Lösung des Problems, mit dem ich mich abquälte, in sich trug. Es ging mir auf, dass die Ethik, die nur mit unserem Verhältnis zu den andern Menschen zu tun hat, unvollständig ist und darum nicht die völlige Energie besitzen kann."

Eine fundamentale Entdeckung! Schweitzer war auf den zentralen Begriff gestoßen, mit dem sich nach seiner Überzeugung eine tragfähige Ethik begründen ließ. Man hat inzwischen nachgewiesen, dass Schweitzer den Begriff „Ehrfurcht vor dem Leben" schon früher in einer seiner Straßburger Vorlesungen verwendet hat. Doch das ist für das Schlüsselerlebnis auf dem Ogowe unerheblich, denn erst da wurde ihm die Tragweite dieses Konzepts bewusst.

Für Schweitzer jedenfalls war es, als habe ein schweres eisernes Tor, das ihm bisher den Zugang zu einer universalen Ethik verschlossen hielt, endlich nachgegeben: „Nun war ich fähig, das geplante Werk über Kultur und Ethik zu schreiben ..."

Helenes und Alberts erster Afrika-Aufenthalt endete geradezu katastrophal: 1914 war in Europa der Erste Weltkrieg ausgebrochen. Von diesem Zeitpunkt an galt das deutsche Ehepaar als „Feind", denn Gabun war französische Kolonie. Die beiden wurden unter Hausarrest gestellt; Schweitzer durfte zunächst nicht weiter praktizieren. Seine Aufzeichnungen über die Kulturphilosophie gab er vertrauensvoll in die Obhut eines Missionars, da er befürchtete, sie könnten sonst von den Franzosen konfisziert werden. 1917 wurden die Schweitzers aus Afrika ausgewiesen und mussten zwei Aufenthalte in Internierungslagern über sich ergehen lassen: zunächst in Garaison in den Pyrenäen, anschließen in St. Rémy in der Provence. Weil beide gesundheitlich sehr angeschlagen waren, wurden sie im Juli 1918 aus der Gefangenschaft entlassen und konnten nach Straßburg zurückkehren. Helene und Albert befanden sich in einer verzweifelten Lage. Durch die Wirren des Krieges war ein Schuldenberg von über 20000 Francs entstanden, die Zukunft des gemeinsamen Lebenswerkes Lambarene war völlig ungewiss.

Zurück in Europa

Vieles deutete darauf hin, dass Schweitzers erste Tätigkeit in Afrika auch schon die letzte gewesen sein könnte. Seine Zukunft stand in den Sternen. Verschuldet, körperlich und seelisch schwer angeschlagen, von den Auswirkungen des Krieges mitgenommen, kehrte das Ehepaar ins heimatliche Elsass zurück. Hinzu kam, dass Helene schwanger war. Was sollte werden? Für eine Übergangszeit konnte Schweitzer an der Klinik für Haut- und Geschlechtskrankheiten eine Anstellung als Assistenzarzt finden und wurde auch wieder als Vikar der Gemeinde St. Nicolai eingestellt. Im Januar 1919 kam Tochter Rhena Fanny Suzanne zur Welt.

Die Rettung hatte einen Namen: Lars Olof Jonathan („Nathan") Söderblom, der Erzbischof von Uppsala/Schweden, lud Schweitzer wenige Tage vor dem Weihnachtsfest 1919 ein, Ostern 1920 Vorlesungen an der Universität Uppsala zu halten. 2000 schwedische Kronen stellte er dafür in Aussicht. Schweitzer war gerührt und dankbar für dieses Hoffnungszeichen aus dem hohen Norden und nahm die Einladung an. Seine Vorträge im theologisch liberal gesinnten Schweden, in denen er die Grundgedanken seiner Kulturphilosophie vorstellte, stießen auf große Zustimmung und brachten weitere Engagements (und damit Geld für Lambarene!) mit sich.

Als Schweitzer im Juli 1920 Schweden verließ, war er gestärkt in der Hoffnung, sein Werk in Lambarene wiederaufnehmen zu können: „Vorher hatte ich gar nicht daran zu denken gewagt, sondern mich mit der Idee vertraut gemacht, einmal wieder in den akademischen Lehrberuf zurückzukehren ..." Die Möglichkeit dazu hätte er nach der Verleihung der Ehrendoktorwürde durch die Universität Zürich (1920) und seine guten Kontakte zur Universität Bern sicherlich gehabt.

Während seines Schweden-Aufenthalts wurde Schweitzer durch seine Förderin Baronin Greta Lagerfeldt ermuntert, seine Afrika-Erfahrungen in einem populären Buch festzuhalten. Ergebnis war der schon erwähnte Erzählband „Zwischen Wasser und Urwald", dessen Erfolg mithalf, dass Schweitzer seine Schulden abtragen konnte. Auch Orgelkonzerte (u. a. in Barcelona) trugen dazu bei, dass Schweitzer der Zukunft für sein Spital in Lambarene zuversichtlich entgegensehen konnte. Anfang 1922 hielt er Vorlesungen in Oxford und Birmingham und reiste erneut nach Schweden. 1923 schloss er die Arbeit an den ersten beiden Teilen seiner Kulturphilosophie ab und ließ sie veröffentlichen. Im gleichen Jahr stellte er auch seine Schrift „Reich Gottes und Christentum" fertig. Darin untersuchte er den Gedanken des Gottesreiches, ausgehend von den alttestamentlichen Propheten und das Spätjudentum, über Jesus und das Urchristentum bis zum Apostel Paulus, und stellte abschließend fest: „Nicht mehr können wir, wie die Geschlechter vor uns, in dem Glauben an das am Ende der Zeiten von selbst kommende Reich Gottes verbleiben. Für die Menschheit, wie sie heute ist, handelt es sich darum, das Reich Gottes zu verwirklichen oder unterzugehen. Aus der Not heraus, in der wir uns befinden, müssen wir an seine Verwirklichung glauben und mit ihr Ernst machen. Anfang des Reiches Gottes ist, dass wir darum ringen, dass die Gesinnung des Reiches Gottes unser Denken und Tun beherrsche."

Helene ermutigte ihn, erneut nach Afrika auszureisen, um seine Arbeit als Arzt in Lambarene wieder aufzunehmen. Wie schwer mag ihr diese Ermunterung gefallen sein, konnte sie doch wegen ihrer angegriffenen Gesundheit und der Verantwortung für Rhena ihren Mann nicht begleiten. Verena Mühlstein und Nils Ole Oermann berichten in ihren Biografien über Helene und Albert einfühlsam, wie sehr Schweitzers Ehefrau seelisch unter der Trennung, die nicht die einzige bleiben sollte, gelitten haben muss.

Durch Vorträge, Vorlesungen und Orgelkonzerte hatte Schweitzer die finanzielle Grundlage schaffen können, einen Neuanfang in Lambarene zu wagen. Seine Schulden gegenüber der Pariser Missionsgesellschaft waren getilgt; seine Frau zeigte sich – wenn auch unter großem persönlichen Verzicht – verständnisvoll und hilfsbereit. Das „Abenteuer Afrika – Teil zwei" konnte beginnen.

Wiederbeginn in Lambarene; Pendler zwischen den Kontinenten

Im Februar 1924 brach Albert Schweitzer zum zweiten Mal nach Lambarene auf. Ein englischer Student, Noel Gillespie, begleitete ihn. Neubeginn war angesagt. Schweitzer fand das alte Spital weitgehend zerstört vor. Der Urwald hatte sich durchgesetzt und sein Eroberungswerk vorangetrieben. Der neuerliche Lambarene-Aufenthalt war ursprünglich für zwei Jahre geplant. Wegen der rasch wachsenden Patientenzahl und einer schweren Dysenterie-Epidemie infolge einer Hungersnot war es bald unumgänglich, das ursprüngliche Spital zu erweitern. Drei Kilometer vom alten Spital entfernt entstand ein neues Spital, in dem Schweitzer nun auch die Möglichkeit hatte, die Patienten mit ansteckenden Krankheiten in gesonderten Gebäuden zu isolieren, und in dem auch psychisch Kranke betreut werden konnten. Das war ihm ein besonderes Anliegen, denn diese Menschen wurden oft von ihren Familien verstoßen, schlimmstenfalls sogar getötet.

1925 erhielt Schweitzer medizinische Unterstützung: Zwei Ärzte, Victor Nessmann und Marc Lauterburg, trafen in Lambarene ein und erwiesen sich rasch als wertvolle Hilfe. Sie übernahmen weitgehend die medizinischen Aufgaben, sodass sich Schweitzer noch intensiver um die baulichen Belange kümmern konnte. Zudem fanden sich die Krankenpflegerin Mathilde Kottmann und die ehemalige Lehrerin Emma Haussknecht als erste weibliche Mitarbeiterinnen in Lambarene ein, auch sie ausgesprochen engagiert und eine spürbare Entlastung für den Urwalddoktor.

Über diese zweite Afrika-Zeit berichtete Schweitzer in loser Folge in einer Reihe populärer Hefte, den „Mitteilungen aus Lambarene". Diese für ein größeres Publikum gedachten Veröffentlichungen (später noch die „Afrikanischen Geschichten" von 1938) trugen wesentlich dazu bei, dass Schweitzer und Lambarene europaweit bekannt wurden, und vor allem, dass sein Werk im fernen Afrika eine solide finanzielle Grundlage hatte.

Aus den geplanten zwei Jahren wurden durch die Dringlichkeit und Fülle der Aufgaben insgesamt dreieinhalb Jahre. Helene und das Töchterchen warteten in ihrem Schwarzwälder Domizil (Königsfeld) sehnsüchtig auf Alberts Rückkehr. 1925 musste Helene ihrem Mann die traurige briefliche Mitteilung machen, dass der Vater Louis Schweitzer am 5. Mai verstorben war. Eineinhalb Jahre später, am 27. Oktober 1926, verstarb auch ihr eigener Vater, Harry Bresslau, nach langem Krebsleiden. Beide Todesfälle ereigneten sich also während Schweitzers zweitem Afrika-Aufenthalt; wie schon beim Tod der Mutter war es ihm wieder verwehrt, sich von nahestehenden Menschen verabschieden zu können.

Endlich, nach erfolgtem Umzug in das fertige neue Spital (21. Januar 1927), konnte Schweitzer die lang ersehnte Reise nach Europa ins Auge fassen. Am 27. Juli verließ er zusammen mit Mathilde Kottmann Lambarene, während Emma Haussknecht in Afrika zurückblieb.

Die Zeit in Europa nutzte Schweitzer, um sich bis einschließlich 1929 auf ausgedehnte Konzert- und Vortragsreisen zu begeben. Wieder mussten Frau und Tochter Verzicht leisten. Doch Helene unterstütze ihn, wusste sie doch, dass er auf diese Weise sein Afrika-Werk weithin bekannt machen und finanzielle Unterstützung für Lambarene gewinnen konnte. Schweden, Dänemark, die Niederlande, Großbritannien, die Tschechoslowakei, die Schweiz und natürlich Deutschland waren die Stationen seiner Vorträge und Konzerte.

Zu Beginn des Jahres 1929 konnte Schweitzer endlich im Kreise der Familie in ihrem Haus in Königsfeld ein wenig Ruhe finden. Es waren schöne, harmonische Wochen, die er aber auch dazu nutzte, seine 1911 begonnene „Mystik des Apostels Paulus“ zu vollenden. Das Buch erschien 1930 und wurde nach der „Leben-Jesu-Forschung“ das zweite theologische Hauptwerk Schweitzers.

1928 war Albert Schweitzer seine erste große öffentliche Ehrung zuteil geworden: Die Stadt Frankfurt am Main hatte ihm den Goethepreis zugesprochen. In seiner Dankesrede am 28. August im Goethe-Haus am Hirschgraben sagte Schweitzer über die Bedeutung Goethes für ihn: „Am Ende meiner Studienzeit las ich einmal fast zufällig wieder von der Harzreise im Winter 1777. Und es ergriff mich wunderbar, dass derjenige [= Goethe], den wir als Olympier ansehen, sich im Novemberregen und Novembernebel auf den Weg machte, um einen geistig in schweren Nöten gefangenen Pfarrerssohn zu besuchen und zu versuchen, ihm geistig aufzuhelfen. Über einem Mal leuchtete mir aus dem Olympier der tiefe, schlichte Mensch entgegen. Ich lernte Goethe lieben. Wenn mir dann in meinem Leben es vorkam, dass ich Arbeit auf mich nehmen musste, um dem oder jenem Menschen Menschendienst, der ihm nottat, zu erweisen, da sagte ich mir: Das ist deine Harzreise." Noch in anderer Hinsicht war ihm Goethe wichtig geworden: Das Nebeneinander „von praktischem Tun und geistigen Gestalten" in Goethes Leben hatte Schweitzer tief beeindruckt. Und schließlich wurde der Dichterfürst ihm auch zum „Tröster", wenn er bei seiner aufreibenden und anstrengenden Arbeit im afrikanischen Urwald zu verzweifeln drohte: „So habe ich Wochen und Monate im Urwald gestanden, mich mit widerspenstigen Arbeitern abquälend, um dem Urwald Frucht tragendes Land abzuringen. Wenn ich ganz verzweifelt war, dann dachte ich daran, dass auch Goethe für seinen Faust als Letztes erdacht hatte, dass er dem Meere Land abgewönne, wo Menschen darauf wohnen und Nahrung finden könnten. Und so stand Goethe im dumpfen Urwald als lächelnder Tröster, als großer Verstehender neben mir."

Es sollte nicht die letzte Rede Schweitzers über Goethe bleiben: Am 22. März 1932 hielt er ebenfalls in Frankfurt die Gedenkrede zum 100. Todestag Goethes (auf diese Rede komme ich noch einmal kurz zurück); im Juli desselben Jahres sprach er in Ulm über „Goethe als Denker und Mensch"; nach dem Zweiten Weltkrieg hielt er am 8. Juli 1949 in Aspen (Colarado) seine in Amerika viel beachtete Rede „Goethe, der Mensch und das Werk" anlässlich der Feierlichkeiten zum 200. Geburtstag des verehrten Dichters. Das mit dem Frankfurter Goethepreis verbundene Geld verwendete Schweitzer übrigens für den Bau eines Hauses in Günsbach, das zur europäischen Schaltzentrale für Lambarene wurde, was es bis heute geblieben ist. Im Frühjahr 1932 war das neue Haus im elsässischen Heimatort bezugsfertig.

Noch im gleichen Jahr 1928 erhielt Schweitzer die Ehrendoktorwürde der Universität Prag. Und vor seiner erneuten Abreise nach Lambarene erhielt er die schöne Nachricht, dass er auf Vorschlag des von ihm sehr geschätzten Adolf von Harnack zum Ehrenmitglied der Preußischen Akademie der Wissenschaften ernannt worden war.

Zusammen mit Helene reiste Albert am 4. Dezember 1929 erneut nach Lambarene. Helene hatte sehr darauf gedrängt, ihn zu begleiten, obwohl ihr Gesundheitszustand in Anbetracht der strapaziösen Reise alles andere als unbedenklich war. Sie musste denn auch schon Ostern 1930 zurück nach Europa, war jedoch glücklich, die Entwicklung des Spitals vor Ort gesehen zu haben. Nach ihrer Rückkehr begab sie sich im Juli 1930 für acht Monate in die Behandlung des Lungenspezialisten Max Gerson; ihr Zustand war labiler, als sie das Albert gegenüber jemals eingestanden hatte.

Albert schrieb während des erneuten Lambarene-Aufenthalts als 57-Jähriger seine Autobiografie „Aus meinem Leben und Denken" (1931), ein Buch, das seinen Bekanntheitsgrad weiter steigerte und das sich zum Segen für das Spital gut verkaufte.

Mit gleich drei Ehrendoktorhüten wurde Schweitzer nach seiner Rückkehr 1932 geehrt: Die Universitäten St. Andrews, Oxford und Edinburgh verliehen ihm diese akademische Würde für Rechtswissenschaften, Theologie und Musik. Im Sommer desselben Jahres war er wieder auf Konzertreisen in Deutschland, den Niederlanden und Großbritannien.

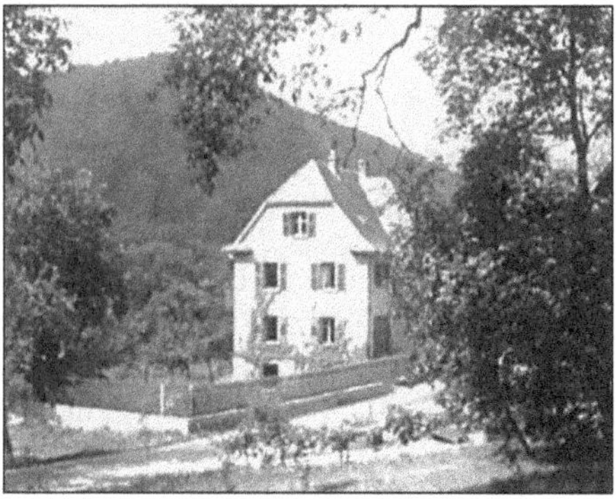

Das Haus in Günsbach, die europäische „Schaltzentrale“ für Lambarene

Nationalsozialismus, Drittes Reich, Zweiter Weltkrieg

1932: Der politische Himmel in Deutschland verfinsterte sich zunehmend. Braune Wolken verdichteten sich am Horizont, weiteten sich aus und legten sich über das Land. Im März hielt Schweitzer in Frankfurt die erwähnte Gedenkrede zum 100. Todestag Goethes. Darin ging es nicht allein um die Verehrung des großen Dichters. Sie bot Schweitzer auch Gelegenheit, seiner großen Sorge um die politische Zukunft im Heimatland des Dichterfürsten Ausdruck zu verleihen. Seine Worte zeugen von großer politischer Weitsicht und – noch verhalten geäußert – tiefer Abscheu gegenüber dem Menschen- und Weltbild, das sich in Deutschland auszubreiten begann. Die lange Ansprache (30 Seiten in der Druckfassung) enthält in ihren Schlussabschnitten Worte von geradezu prophetischer Dimension:

„Goethe ist der Erste, der etwas wie Angst um den Menschen erlebt. In einer Zeit, in der die andern noch unbefangen sind, dämmert ihm, dass das große Problem, um das es in der kommenden Entwicklung gehen wird, dieses sein wird, wie sich der Einzelne gegen die Vielheit zu behaupten vermöge ... Und nun, 100 Jahre nach seinem Tode, steht es so, dass durch die Gewalt der Ereignisse und die Einwirkung einer durch sie bestimmten unheilvollen materiellen Entwicklung auf das Wirtschaftliche, das Soziale und das Geistige allenthalben die materielle und die geistige Selbständigkeit der Einzelnen, soweit sie nicht schon vernichtet wurden, in schwerster Weise bedroht sind. Des Hinscheidens Goethes gedenken wir in der gewaltigsten Schicksalsstunde, die je für die Menschheit geschlagen hat ... Was sagt er ihr [der gegenwärtigen Zeit]? Er sagt ihr, dass das grausige Drama, das sich in ihr abspielt, nur zu Ende kommen kann, wenn sie die Wirtschafts- und Sozialmagie, der sie sich ergeben hat, von ihrem Pfad entfernt, die Zaubersprüche, mit denen sie sich betört, verlernt und entschlossen ist, um jeden Preis wieder in ein natürliches Verhältnis zur Wirklichkeit zu kommen. Dem Einzelnen sagt er: Gebt das Ideal persönlichen Menschentums nicht preis, auch wenn es den Verhältnissen, wie sie sich ausgebildet haben, zuwider läuft ... Bleibt Menschen mit eigener Seele! Werdet nicht Menschendinge, die sich eine auf den Massenwillen eingestellte und mit ihm im Takt pulsierende Seele einsetzen lassen!"

Und mit einem geradezu flehentlichen Wunsch für die Zukunft heißt es ganz am Ende der Rede:

„Ehe zwei Jahrzehnte vollendet sind, wird Frankfurt die 200. Wiederkehr des Geburtstages seines größten Sohnes feiern. Möge dann der, der bei jenem neuen Feste die Gedenkrede halten wird, feststellen dürfen, dass das tiefe Dunkel, in dem wir dieses begehen, sich aufzuhellen begonnen hat ... Möge dann die Zeit angebrochen sein, in der das Leben der Menschheit wieder in harmonischer und natürlich belebter Bewegung dahinfließt ..."

Wie viel Verachtung für die nationalsozialistische Massenideologie, wie viele Befürchtungen hinsichtlich der Zukunft des „Volkes der Dichter und Denker", wie viel Sorge um das Seelenheil einer politisch verführten Generation klingt in diesen Worten mit! Bleibt noch zu erwähnen, dass die Gedenkveranstaltung im Frankfurter Opernhaus unter Polizeischutz stattfinden musste, weil man ernsthafte Störungen durch die SA zu befürchten hatte. Knapp zehn Monate später war Hitler Reichskanzler; das braune Gesindel hatte die Macht in Deutschland an sich gerissen.

Helene ging es zu dieser Zeit nicht gut; sie musste sich in Berlin einer weiteren Therapie bei Max Gerson unterziehen und litt nicht nur körperlich, sondern auch seelisch sehr unter der erneuten Verschlimmerung ihres Lungenleidens. Albert besuchte sie im November 1932 in Berlin. Dort erlebte er mit, wie sich durch die Machtergreifung Hitlers, durch dessen totalitäres Gehabe die politische Lage zunehmend verfinsterte. Schweitzer war tief erfüllt von Furcht und Sorge und teilte dies Helene in einem langen Schreiben mit. Er zeigte sich hoffnungslos angesichts der Entwicklungen in Deutschland, nannte die Zeit die schrecklichste nach dem Ersten Weltkrieg. „Gott helfe uns heraus!" Zur Arbeit musste er sich zwingen, weil er durch die Zeitumstände immer wieder in tiefe Traurigkeit fiel; er sprach davon, keine Kraft zu hoffen mehr finden zu können. „Ehe der neue Geist [der Ehrfurchtsethik] kommen kann, hat der Wahnsinn der Völker alles zerstört, was noch steht ... Aber ich zwinge mich immer wieder zum Hoffen."

Helenes Arzt Max Gerson war Jude und wurde unmittelbar nach Hitlers Machtergreifung aus dem Dienst entlassen. Helene sah sofort, dass ihre Lage durch die immer offener zur Schau getragene Judenfeindlichkeit der Nazis gefährlich werden könnte, denn schließlich war auch sie jüdischer Abstammung. Sie beschloss, mit Rhena nach Lausanne in die politisch neutrale Schweiz zu gehen.

Schweitzer selbst wurde in dieser äußerst angespannten Zeit mehrfach aufgefordert (unter anderen von Max Born, dem er seit ihrem Kennenlernen 1928 freundschaftlich verbunden war), seine Stimme in der Heimat gegen die braune Brut zu erheben. Man hoffte, dass Schweitzers inzwischen große Bekanntheit und weltweite Anerkennung seiner Stimme Gewicht verleihen würden, um der unheilvollen Ideologie der Nationalsozialisten Einhalt zu gebieten. Schweren Herzens lehnte Schweitzer ab, argumentierte, dass er gerade in solchen Notzeiten seine afrikanischen Patienten nicht im Stich lassen dürfe. Was er von der politischen Landschaft im Deutschland der sterbenden Weimarer Republik und des aggressiv aufkeimenden Nationalsozialismus hielt, drückte Schweitzer schon in einem Brief von 1930 (!) unmissverständlich aus: „Die deutschen Parteiführer sind die größten Idioten, die es gibt. Und die dumme antisemitische Einstellung der Rechtsparteien ist tief bedauerlich. Denn sicherlich werden die einst die Übermacht bekommen, da die deutsche Demokratie in ihrer Simpelhaftigkeit nicht lebensfähig ist“ (zitiert nach Oermann). Klare, deutliche Worte, die sich nur allzu bald bitter bewahrheiten sollten.

Ohne sich öffentlich in die politische Debatte einzumischen, versuchte Schweitzer, Menschen, die ihm gefährdet schienen, zur Auswanderung zu bewegen. Mit den nach wie vor regelmäßig und gut fließenden Einkünften aus seinen Büchern konnte er etliche Familienangehörige und Freunde finanziell unterstützen. Helenes Königsfelder Konto wurde von den Nazis bald gesperrt, eine Beschlagnahmung des Hauses schien nur noch eine Frage der Zeit.

Im April 1933 reiste Schweitzer erneut – diesmal für etwas mehr als neun Monate – nach Lambarene und fand das Spital in gutem Zustand vor. Die Arbeit ging gut vonstatten, die anwesenden Ärzte und das Hilfspersonal bewältigten den Spital-Alltag zuverlässig und mit gutem Erfolg. Doch es zeichneten sich, verursacht durch die immer angespanntere politische Lage in Europa, finanzielle Engpässe ab, ein Problem, das sich nach Ausbruch des Zweiten Weltkriegs dramatisch verschärfen sollte.

Um sich um seine Familie zu kümmern und um Einladungen zu Vorträgen in Oxford, London und Edinburgh nachzukommen, kehrte Schweitzer im Januar 1934 nach Europa zurück. In Oxford und kurz darauf in London hielt er die sogenannten „Hibbert Lectures“ zum Thema „Das religiöse Moment in der modernen Kultur“, in Edinburgh waren es die „Gifford Lectures“ über „Das Problem der Naturtheologie und Naturethik“.

Seinen 60. Geburtstag am 14. Januar 1935 feierte Schweitzer mit Frau und Tochter unter großer öffentlicher

Anteilnahme in der Schweiz. Dort waren ihm und Helene einige wenige Tage der Ruhe und des Beisammenseins vergönnt. Direkt von Montreux aus reiste Schweitzer im Februar 1935 nach Lambarene – inzwischen zum fünften Mal. Die Arbeit im Spital nahm ihn wieder voll in Anspruch. Doch Schweitzer beendete diesen erneuten Aufenthalt noch im gleichen Jahr; im August kehrte er nach Europa zurück. Immer deutlicher wurde ihm, dass die Kriegsgefahr wuchs und es daher ratsam schien, für die Versorgung Lambarenes mit den wichtigsten Medikamenten Sorge zu tragen.

1935 erschien Schweitzers Buch „Die Weltanschauung der indischen Denker". Schweitzer stellte in diesem Werk die verschiedenen geschichtlichen Strömungen des indischen Denkens dar und gelangte am Ende zu einer Darstellung des „neuindischen Denkens", in deren Verlauf er auch respektvoll auf Mohandas Karamchand (Mahatma = große Seele) Gandhi (1869–1948) zu sprechen kam. Über ihn sagte er unter anderem: „Nie zuvor hat sich ein Inder in solchem Ausmaß für konkrete Fragen interessiert wie Gandhi. Andere haben sich meist damit begnügt, eine wohltätige Haltung gegenüber den Armen zu fordern. Er jedoch – und damit gleicht er in seinem Denken ganz einem modernen Europäer – will die wirtschaftlichen Zustände ändern, die die Ursache der Armut bilden." In dem von Gandhi vertretenen Ahimsa-Gebot [= Nicht-Gewalt, Nicht-Töten] sah Schweitzer durchaus Parallelen zu seiner Ehrfurchtsethik, denn Gandhi hat dieses ursprünglich passiv gemeinte Gebot im Sinne des Nicht-Tuns ausgeweitet „zu dem Gebot, umfassendes Mitleid zu üben“. Dies entspricht der Grundhaltung der Lebensbejahung und geht damit weit über die alte indische Philosophie hinaus. In Gandhis Lehre vom gewaltlosen Widerstand und zivilen Ungehorsam sah Schweitzer „das Flussbett für die strömenden Fluten des Geistes der Liebe“.

Es war Schweitzers Wunsch, die Denksysteme der gesamten Menschheit ebenso ausführlich wie das der indischen Denker darzustellen. Sein Engagement für die Abschaffung der Atombomben und der damit verbundene hohe zeitliche Aufwand verhinderten, dass er die Verwirklichung dieser schriftstellerischen Aufgabe erleben konnte. In seinem Nachlass findet sich immerhin seine als Fragment hinterlassene „Geschichte des chinesischen Denkens“ (2002).

1936 machte Schweitzer in Europa Schallplattenaufnahmen. Im Februar des folgenden Jahres brach er zum sechsten Mal nach Afrika auf, wo er bis zum Januar 1939 blieb.

Helene, die ihren Mann auch auf dieser Reise nicht begleiten konnte, war mit Tochter Rhena im Oktober 1937 nach New York gereist, wo sie neben rechtzeitig emigrierten Verwandten auch Freunde von Albert traf. Sie nutzte den sechsmonatigen USA-Aufenthalt, um Kontakte zu knüpfen und Interesse für Lambarene zu wecken. Insgesamt hielt sie in dieser Zeit 28 Vorträge, durch die sie neue Freunde für Schweitzers Spital gewinnen konnte. Auf diese Weise trug sie maßgeblich dazu bei, dass Lambarene in den bevorstehenden schlimmen Kriegsjahren, in denen die Spenden aus Europa nur spärlich flossen, finanziell einigermaßen unbeschadet überleben konnte. Tochter Rhena – inzwischen 19-jährig – absolvierte während des Amerika-Aufenthalts einen Sekretärinnenkurs und belegte Vorlesungen in Psychologie.

Obwohl der inzwischen in die Vereinigten Staaten emigrierte Arzt Max Gerson ihr dringend davon abriet, reiste Helene per Schiff zu ihrem Mann nach Afrika, wo sie im Mai 1938 eintraf. Rhena blieb in den USA. Mutter und Tochter trafen sich im Herbst in Europa wieder; im November 1938 brachen beide erneut nach Amerika auf, blieben bis Frühjahr 1939 und reisten über Bordeaux wieder zu Albert nach Gabun. Rhena sah zum ersten Mal Lambarene und war beeindruckt vom Spital. Nach nur sechs gemeinsamen Wochen in Afrika reisten die beiden Frauen zurück in die europäische Heimat.

Albert war im Januar 1939 noch einmal für kurze Zeit ins Elsass zurückgekehrt, um Medikamente und Lebensmittel für Lambarene zu kaufen. Schon nach wenigen Tagen reiste er noch mit demselben Schiff, das ihn nach Europa gebracht hatte, wieder nach Port Gentil zurück. Sein längster Aufenthalt in Afrika begann; Schweitzer hat während der gesamten Dauer des Zweiten Weltkriegs Europa nicht mehr wiedergesehen. Erst im Oktober 1948 kehrte er in die Heimat zurück.

Die Kriegsjahre waren für Lambarene schlimm: Sowohl die personelle Situation (Mangel an medizinischen Fachkräften wegen der Kriegssituation in Europa) als auch die finanzielle und materielle Versorgung bereiteten dem Urwalddoktor größte Sorgen. Für Helene und Rhena war diese Zeit der neuerlichen Trennung schier unerträglich: Die Ungewissheit, wie es ihrem Mann in Afrika ging, die eigene angespannte Situation in dem vom Krieg geschüttelten Heimatland, die ständige Angst, sich vielleicht nicht mehr wiederzusehen – all das zehrte an ihren Nerven und belastete sie seelisch schwer. Sie entschloss sich schließlich im Frühjahr 1941, zu ihrem Mann zu reisen, weil sie die Ungewissheit nicht mehr zu ertragen vermochte. Unter abenteuerlichsten, gefährlichen Umständen und erst nach Überwindung langwieriger bürokratischer Probleme gelang es Helene, über die Schweiz, Bordeaux, Lissabon und Angola am 2. August 1941 Lambarene zu erreichen. Sie war überglücklich, ihren Mann bei guter Gesundheit vorzufinden. So weit es ihre Gesundheit erlaubte, arbeitete Helene wieder im Spital mit. Nur durch Spenden aus Amerika und aus England konnte sich das Spital in den Kriegsjahren einigermaßen über Wasser halten.

Gemeinsam feierten die Schweitzers im Januar 1945 Alberts 70. Geburtstag in Lambarene. Im September 1946 verließ Helene Afrika; es war die längste Zeit, die sie gemeinsam mit Albert in Afrika verbracht hatte.

Vom unmittelbar bevorstehenden Ende des Krieges erfuhr Schweitzer am 7. Mai 1945. Bei aller Erleichterung darüber gab es jedoch reichlich Anlass zur Trauer, denn vor allem aus

Helenes jüdischer Verwandtschaft und Bekanntschaft hatten einige liebe Menschen den braunen Terror nicht überlebt. Auch Schweitzers erster ärztlicher Mitarbeiter in Lambarene, Victor Nessmann, war 1944 von der Gestapo ermordet worden. Eine auch im privaten Bereich überaus traurige Bilanz des Nazi-Irrsinns.

Am Abend jenes 7. Mai nahm Albert ein Buch des von ihm sehr geschätzten chinesischen Philosophen Laotse (604–520 v. Chr.) zur Hand, in dem er die bemerkenswerten Worte fand:

„Die Waffen sind unheilvolle Geräte, nicht Geräte für den Edlen. Nur wenn er nicht anders kann, gebraucht er sie ... Er siegt, aber er freut sich nicht daran. Wer sich daran freuen würde, würde sich des Menschenmordes freuen ... Menschen töten in großer Zahl soll man beklagen mit Tränen des Mitleids. Darum soll, wer im Kampfe siegt, weinen wie bei einer Trauerfeier“ (zitiert nach Oermann).

Kalter Krieg; Engagement für den Frieden

Schweitzer blieb noch bis Oktober 1948 in Lambarene. Seine Anwesenheit im Spital war dringend erforderlich: Der Mangel an Fachpersonal, die Lebensmittelknappheit, die Versorgung mit Medikamenten bedeuteten in den ersten Nachkriegsjahren eine große Herausforderung für das Krankenhaus. Die Spenden, mit denen das Spital fast ausschließlich seinen Unterhalt bestritt, kamen weitgehend von Privatpersonen, kirchlichen Einrichtungen und Verbänden.

Die Lage sollte sich erst verbessern, als Schweitzers Bekanntheit auch in Amerika rasch zunahm und vor allem die schreibende Zunft ihn entdeckte. Dieser Prozess begann schon im Jahr 1946: Schweitzer wurde in diversen Magazinen und Zeitungen gefeiert – als „Greatest Man in the World" und als „Dschungelphilosoph", seine Popularität wuchs schnell.

Als Schweitzer eine Einladung der Universität Chicago zur Verleihung der Ehrendoktorwürde und damit verbunden für einen Vortrag zu Goethes 200. Geburtstag in Aspen (Colorado) erhielt, wollte er zunächst ablehnen, weil er sich in Lambarene für unabkömmlich hielt. Doch die angebotene Gage von 6100 US-Dollar war im Hinblick auf die finanziellen Nöte des Spitals am Ogowe zu verlockend. Schweitzer sagte zu. Er wollte die USA-Reise auch nutzen, um jene Pharmaunternehmen aufzusuchen, die die von ihm benötigten Medikamente produzierten. Helene begleitete ihren

Mann auf der für beide sehr eindrucksvollen Reise. Die Goethe-Rede in Aspen wurde ein großer Erfolg. Auch die Verleihung der Ehrendoktorwürde (für Rechtswissenschaften) in Chicago war für Helene und ihn ein schönes gemeinsames Erlebnis.

Die unheilvolle Verbreitung nuklearer Vernichtungswaffen und die unverantwortlichen Versuche mit Atombomben bereiteten Schweitzer große Sorgen. Seine Friedensbemühungen und sein Einsatz für die Abschaffung der Atomwaffen werden im zweiten Teil des Kapitels „Die Botschaft" ausführlicher behandelt (vgl. unten S. 181–199), sodass ich mich in der Darstellung der folgenden Jahre auf die zentralen Lebensdaten beschränke.

Die Amerika-Reise und das mit dem Aspen-Vortrag verbundene großzügige Honorar ermöglichten es Schweitzer, bei seinem achten Lambarene-Aufenthalt (November 1949 bis Mai 1951) mit dem Bau des Lepradorfes (Village de Lumière) zu beginnen. Helene konnte ihrem Mann bis zum Juni 1950 zur Seite stehen, dann reiste sie wieder nach Europa.

In Lambarene erhielt Schweitzer Besuch von der aus Österreich stammenden amerikanischen Filmemacherin Erica Kellner Anderson, die nach anfänglichem Widerstand Schweitzers seine Zustimmung erhielt, einen Dokumentarfilm über das Leben des Urwalddoktors zu drehen. Es ist für mich nach wie vor der schönste Film über Albert

Schweitzer. 1958 wurde er in Amerika mit einem *Academy Award* als bester Dokumentarfilm ausgezeichnet. Schweitzer selbst sah ihn erst 1959.

Erica Anderson blieb dem Spital und Schweitzer treu verbunden und setzte sich unermüdlich für Lambarene ein. Sie fand ihre letzte Ruhestätte auf dem Spitalfriedhof in Lambarene.

1951 stand die nächste große öffentliche Ehrung für Schweitzer an: Er wurde in der Frankfurter Paulskirche mit dem Friedenspreis des Deutschen Buchhandels ausgezeichnet. Die damit verbundene Geldzuwendung von 10 000 DM verwendete er diesmal nicht für Lambarene, sondern ließ sie zu gleichen Teilen Flüchtlingen und notleidenden Schriftstellern zukommen.

Die Laudatio anlässlich der Preisverleihung hielt Theodor Heuss, Schweitzers alter Freund und inzwischen Deutscher Bundespräsident. Er würdigte das Lebenswerk Schweitzers, seinen Entschluss, die sichere Karriere in Europa aufzugeben, um das „Abenteuer Afrika" zu wagen: „Das Wort ‚Abenteuer' würden Sie wahrscheinlich damals abgelehnt haben, auf die Seite geschoben; denn der Abenteurer, der sucht Macht und Gewinn und Ruhm. Sie gingen in den Dienst der Ohnmacht. Sie lebten dem Verzicht, und als der Ruhm dann doch auf Sie zugeschritten kam, glitt seine Verführung an Ihnen ab. Sie wussten ihn in Ihrem Werk höchst eigentümlich zu entpersönlichen, zu versachlichen, und dieses Werk hieß Lambarene! Also kein Abenteuer, aber ein großes Wagnis, das nicht die Selbsterhöhung, sondern die Sach-Erfüllung suchte und fand."

In seiner Dankesrede schilderte Schweitzer zunächst die geistige Situation der Zeit, ging dann darauf ein, was aus seiner Sicht nötig war, um die Krise der Menschheit zu überwinden: „Der Geist muss Tat werden, und er muss Tat werden überall, wo Friedlosigkeit herrscht ... Der große Mystiker Paulus, der zugleich ein solches Verständnis für das Wirkliche hatte, hat uns das als Mahnung zum Frieden mitgegeben: ‚Soviel an euch ist, haltet mit allen Menschen Frieden.' Und dieses Wort gilt nicht nur uns Einzelnen, es gilt in dieser Zeit den Völkern. Und mögen die Völker und die, die sie regieren, es beherzigen und in diesen furchtbaren Tagen bestrebt sein, darin, soweit es ihnen möglich ist, bis an die äußerste Grenze zu gehen, auf dass der Geist Zeit habe, zur Hilfe zu kommen. Dann dürfen wir hoffen."

Die Ehrungen gingen weiter: In den nächsten beiden Monaten bereiste Schweitzer Schweden, das Land, dem er in den schlimmen Jahren nach dem ersten Lambarene-Aufenthalt so viel Unterstützung zu verdanken hatte. Er wurde mit der Großen Medaille des schwedischen Roten Kreuzes ausgezeichnet und in die Königliche Musikakademie aufgenommen.

Höhepunkt der öffentlichen Ehrungen war zweifellos der Friedensnobelpreis, der Schweitzer im Oktober 1953 rückwirkend für das Jahr 1952 verliehen wurde. Als die Entscheidung des norwegischen Preiskomitees bekannt wurde, befand sich Schweitzer in Lambarene. Mathilde

Kottmann hatte im Radio von der beabsichtigten Ehrung erfahren und fragte Ali Silver, die aus den Niederlanden stammende treue Mitarbeiterin des Spitals, ob sie auch zum Gratulieren mitkomme. Die reagierte ziemlich überrascht: „Gratulieren? Für was? Welche Katz hat Junge gemacht?" Mathilde Kottmann selbst soll, als sie von der Ehrung erfuhr, ebenfalls recht ungewöhnlich reagiert haben. Wohl in banger Vorausschau auf den damit verbundenen Trubel um Schweitzer und das Spital seufzte sie nur: „Auch das noch!"

Erst 1954 konnte Schweitzer mit Helene nach Oslo reisen und dort seine viel beachtete Dankesrede für den Friedensnobelpreis halten. Im gleichen Jahr gab Schweitzer sein letztes öffentliches Orgelkonzert in Straßburg.

Schweitzer war spätestens seit dem verheerenden Abwurf der Bomben über Hiroshima und Nagasaki im August 1945 durch die Amerikaner tief darüber besorgt, dass mit den Nuklearwaffen eine neue „Qualität" der Kriegsführung geschaffen worden war. Diese Sorge sollte ihn für den Rest seiner Jahre nicht mehr loslassen. Es begann eine Zeit der intensiven wissenschaftlichen Lektüre zu dieser Frage, der umfangreichen Korrespondenz, der Teilnahme an Tagungen, der Radio-Appelle „an die Menschheit" und an die verantwortlichen Politiker. Schweitzer, der sonst immer äußerst zurückhaltend war mit öffentlichen politischen Stellungnahmen, erhob seine Stimme. Sein Engagement gegen die Atomwaffen trug ihm nicht nur Sympathien ein. Amerika, das Land, in dem er so enthusiastisch gefeiert worden war, nahm ihn plötzlich als politischen Störenfried, als Querulanten und Sympathisanten des Weltkommunismus ins Blickfeld; das FBI und die CIA begannen sich für ihn zu interessieren, die politischen Hardliner verunglimpften ihn öffentlich. Eine schwierige, emotional sehr anstrengende Zeit. Doch Schweitzer ließ sich nie verunsichern; ihm ging es um das Wohl der Menschen.

In seinem Kampf gegen die atomare Bedrohung kam er persönlich oder brieflich mit vielen bedeutenden Menschen in Kontakt: Linus Pauling, Albert Einstein, Bertrand Russell, Werner Heisenberg – um nur einige Namen herausragender Wissenschaftler zu nennen. Er schrieb an John F. Kennedy und an Chruschtschow, um in der hochgefährlichen Kuba-Krise (es ging um die gegenseitige Androhung des Einsatzes atomarer Waffen) an ihr Verantwortungsbewusstsein zu appellieren.

Der Lebensabend

Wenn man vom Lebensabend eines Menschen spricht, denkt man gewöhnlich an den ruhigen, beschaulichen Ausklang eines erfüllten Menschenlebens. Doch von Ruhe kann in diesem letzten Lebensabschnitt Albert Schweitzers nicht die Rede sein. Auch seine späten Lebensjahre waren geprägt von aufmerksamer Anteilnahme am Weltgeschehen, von offenbar unermüdlicher Tätigkeit in „seinem" Spital (Schweitzer klagte allerdings in seinen späten Briefen häufig über große Müdigkeit und Überlastung), von tiefer Sorge um den Weltfrieden. Bis in die letzten Lebenswochen pflegte Schweitzer seine umfangreiche Korrespondenz, blieb lernbereit und -fähig, um fundierte Urteile und Stellungnahmen abgeben zu können, appellierte an das Gewissen der politischen Verantwortungsträger, dem atomaren Rüstungswahnsinn Einhalt zu gebieten. Von Ruhe, von Ausruhen keine Spur. Sehr wohl aber darf im Hinblick auf Schweitzers Lebensabend von Vollendung und Erfüllung gesprochen werden. Ihm war nach einem langen, überaus arbeitsreichen Leben ein gelöster Ausklang, ein friedliches Sterben in geistiger Klarheit und im Kreise der ihm Nahestehenden vergönnt.

Doch zunächst musste er den Tod seiner Ehefrau Helene am 1. Juni 1957 verkraften. Der Abschied von der geliebten Lebensgefährtin, die er seit 1898 kannte, mit der er 1902 eine lebenslange Freundschaft besiegelte und die seither sein Lebenswerk teilte und förderte, war eine tiefe Zäsur in seinem Leben. Als die beiden im Mai 1957 in Afrika voneinander Abschied nahmen, wussten sie, dass es ein Abschied ohne Wiedersehen in dieser Welt sein würde. Helene war so schwer krank, dass ein längerer Aufenthalt in Lambarene nicht mehr möglich war. Wie schmerzhaft es für Albert gewesen sein musste, ihr bei ihrem Sterben im fernen Züricher Krankenhaus nicht tröstend und helfend zur Seite stehen zu können, lässt sich nur erahnen. Er reiste nach ihrem Tod nach Europa, regelte Helenes Nachlass-Angelegenheiten, veranlasste eine Autopsie, um Gewissheit über die Todesursache zu bekommen. Dabei stellte sich heraus, dass die Gefährtin, die seit ihren jungen Jahren unter schweren Erkrankungen zu leiden hatte, mehrere kleinere Herzinfarkte erlitten hatte, die ihre Lebenskräfte zusätzlich gemindert hatten. Wie stark und tapfer war diese Frau in ihrem Leiden gewesen!

Im Dezember 1957 reiste Schweitzer wiederum nach Afrika; Helenes Asche wurde im Januar 1958 auf dem spitaleigenen Friedhof in Lambarene bestattet.

Im April 1957 hatte Schweitzer über Radio Oslo einen eindringlichen „Appell an die Menschheit“ verbreitet. Ein Jahr später (April 1958) hielt er in kurzen zeitlichen Abständen drei Vorträge über die Gefährlichkeit der Atomversuche, die ebenfalls von Radio Oslo ausgestrahlt wurden (vgl. unten S. 196–199).

Sein letzter Europa-Besuch begann im Oktober 1959. Schweitzer erhielt in Kopenhagen den Sonningpreis, die wichtigste dänische Auszeichnung für kulturelle Leistungen, bereiste zum letzten Mal Deutschland und hielt sich im November für drei Wochen in Paris auf, unterbrochen von kurzen Abstechern nach Brüssel und Rotterdam.

Am 9. Dezember 1959 verließ Schweitzer Europa für immer – zum 14. Mal trat er die Reise nach Afrika an, nicht ahnend, dass es eine Reise ohne Wiederkehr in die europäische Heimat sein würde.

Die Briefe aus den letzten Lebensjahren belegen eindrucksvoll, dass Schweitzer neben der plagenden Sorge wegen der atomaren Aufrüstung intensiv mit der Zukunft seines Spitals beschäftigt war. Der alte Mann begann „sein Haus zu bestellen". Die Regelung der Nachfolge und der notwendige weitere Ausbau des Krankenhauses nahmen zunehmend Besitz vom sorgenden Denken Schweitzers. Er wusste darum, wie sehr er nach wie vor in Lambarene gebraucht wurde, auch wenn er sich aus dem medizinischen Alltagsgeschehen inzwischen weitgehend zurückgezogen hatte. Und er wusste, dass es an der Zeit war, allmählich die Weichen für die Zukunft Lambarenes nach seinem Tod zu stellen. So hat er Lambarene nicht mehr verlassen, obwohl es an Einladungen nach Europa und auch nach Japan nicht mangelte.

Zwei bedeutende Ehrungen wurden ihm in diesen späten Jahren noch zuteil: 1960 erhielt er die Ehrendoktorwürde für Humanmedizin der Ost-Berliner Humboldt-Universität; 1962 wurde ihm die gleiche Auszeichnung für Ingenieurwissenschaften und Bauwesen (!) der Technischen Universität Braunschweig verliehen. Beide Ehrungen konnte er nicht mehr persönlich entgegennehmen.

Einer der Höhepunkte der letzten Jahre waren ohne Zweifel die Feierlichkeiten zu Schweitzers „Goldenem Afrikajubiläum" im April 1963. 50 Jahre waren vergangen, seit er mit seiner Frau erstmals afrikanischen Boden betreten hatte. Hatte er 1938 noch im Stillen gedacht, seine vielbeschäftigten Mitarbeiter und Helfer könnten das „Silberne Jubiläum" vergessen haben (sie hatten es zu seiner Freude nicht), so wurden die „50 Jahre Lambarene" nun gebührend gefeiert. Schweitzer hielt zum „Goldenen Jubiläum" eine herzliche, bewegende Ansprache:

„Ich erinnere mich noch an den Tag, da ich mein Medizinstudium beendet hatte und mich mit Herrn Morel unterhalten konnte. Er war Missionar in Lambarene. Er sagte zu mir: Kommen Sie doch zu uns! Und da er ein Elsässer ist und ich auch einer [bin], so sagte ich mir: Ich gehe dorthin! Ich habe es mir nicht lange überlegt, sondern mir gesagt: Ich habe Vertrauen. Mein Vertrauen wurde nicht getäuscht ... Sagen möchte ich euch noch, wie oft ich mir die Frage gestellt habe: Was hättest du denn getan, wenn du nicht hierher gekommen wärest? In meinen Überlegungen kam ich immer zu demselben Ergebnis: Ich war ein Glückspilz, dass ich nach Lambarene gegangen bin, denn in Lambarene habe ich gefunden, was ich suchte: Liebe, Vertrauen, Hilfsbereitschaft und nützliche Arbeit ... [Man achte auf die Reihenfolge!]. Ich gestehe euch: Hier, unter euch, fühle ich mich zu Hause, und wenn ich irgendwo anders hingekommen wäre, so weiß ich nicht, ob alle diese Gefühle der Sympathie zwischen denen, die hier wohnen, und mir, der ich hierhergekommen bin, entstanden wären. Tatsache ist, dass die Sympathie zwischen uns entstanden ist und dass ich zu euch gehöre bis zu meinem letzten Atemzuge. Ich danke euch für all die Sympathie, die ihr mir erwiesen habt."

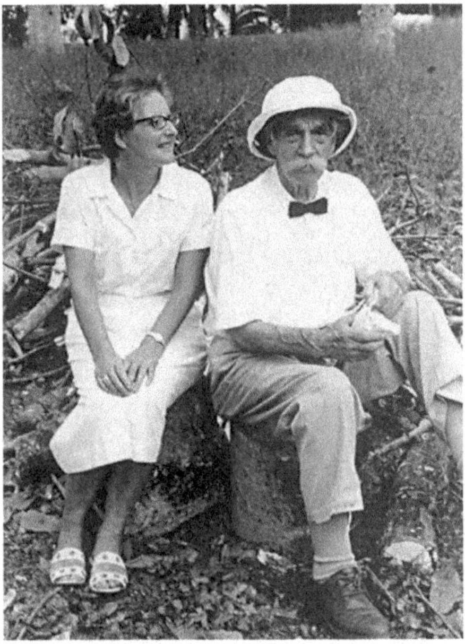

Albert Schweitzer mit seiner Tochter Rhena, Lambarene 1963

Das zweite große, weltweit gewürdigte und in Lambarene gefeierte Ereignis der späten Jahre war der neunzigste Geburtstag Schweitzers am 14. Januar 1965. Der damalige Präsident Gabuns, Lèon M'ba, erwies Schweitzer die Ehre; die Hauptstraße des Ortes Lambarene wurde zu Ehren des Jubilars auf „Boulevard Dr. Albert Schweitzer" getauft. Glückwünsche aus aller Welt erreichten den Neunzigjährigen. Wieder hielt Schweitzer eine von aufrichtigem Dank getragene Ansprache an seine Mitarbeiterinnen und Mitarbeiter. Darin hieß es:

„Hier an diesem Tisch, in diesem Raum, feiern wir voll Freude den Geburtstag. Was allerdings für mich, in meinem Leben, in erster Linie in Betracht kommt, das ist mein Hospital. Und nun seid ihr hier. Ihr, die im Hospital arbeiten, die Freunde und Bekannten, die im Hospital sind und die dabei helfen, dass es weitergeführt werden kann. Und da wir hier zusammensitzen, gedenke ich des Beginns dieser Arbeit. Ich sehe in meiner Erinnerung diejenigen, die zuerst mit mir zusammengearbeitet haben unter mühevollen und schwierigen Umständen. Keiner von ihnen lebt mehr. Aber ich denke an sie, die den Mut gehabt haben, diese Gründung mit mir vorzunehmen. Und ich denke an die Lebenden, die hier sind, und an alle, die schon in früheren Generationen mit mir gearbeitet haben, damit dieses Hospital zustandekommen konnte. Denn es war etwas Abenteuerliches, das ich im Sinn hatte, und ich fühlte und fürchtete es, und alles, was ich gefühlt und gefürchtet hatte, ist auch eingetreten. Aber es ging doch immer weiter vorwärts, und ich kann es selbst nicht mehr schildern, wie wir miteinander den Weg zur Gründung und zum Aufbau des Spitals fanden. Wir fanden miteinander die richtige Weise, auf die einfachste Art dieses Hospital zu führen und einen Geist zu gründen, der es weiterhin trug."

Wie viele alte Menschen, die dem Tod „entgegenreifen", spürte auch Schweitzer, dass seine Lebenskräfte schwanden und seine irdische Zeit sich dem Ende zuneigte. Schon im Sommer 1964 hatte er sich – so makaber das wirken mag – „vorsorglich" einen eigenen Holzsarg gezimmert. Seine größte Sorge nach dem 90. Geburtstag galt verständlicherweise der Zukunft des Hospitals, vornehmlich seiner Nachfolge in der Leitung des Krankenhauses. Nach reiflicher Überlegung und nicht ohne Bedenken im Blick auf die dazu erforderliche eigene Leistungsfähigkeit stimmte der junge Schweizer Arzt und langjährige Vertraute Walter Munz zu, die medizinische Leitung der Urwaldklinik zu übernehmen. Ein Glücksgriff für Schweitzer und eine große Sorge um sein Lebenswerk weniger. Munz war sein Wunschkandidat, und er sollte das in ihn gesetzte Vertrauen nach Schweitzers Tod vollauf rechtfertigen.

Die administrative Leitung sollte nach Schweitzers Tod in die Hände der Tochter Rhena übergehen – auch dies eine glückliche Übereinkunft, denn sie blieb dem Spital bis zu ihrem Tod im Februar 2009 verantwortungsvoll verbunden.

Nachdem die bedrückenden offenen Fragen bezüglich des Spitals mit der offiziellen Benennung Rhenas als künftiger Leiterin am 23. August 1965 geklärt waren, nahmen Schweitzers Lebenskräfte rapide ab. Das Lepradorf besuchte er nur noch mit dem Jeep, weil der Weg zu Fuß zu beschwerlich geworden war. Er fehlte gelegentlich bei den gemeinsamen Mahlzeiten, zog sich immer häufiger zurück und war in Lambarene nicht mehr so präsent, wie man das von ihm gewohnt war. Spätestens am 28. August wurde es für alle Mitarbeiter offensichtlich, wie schlecht es um den körperlichen Zustand Schweitzers bestellt war: Unmittelbar nach dem Frühstück zog er sich auf sein Zimmer zurück, entschuldigte sich bei seiner Tochter damit, dass er sehr müde sei. Wenige Tage später – am 2. September – unternahm Schweitzer zum letzten Mal einen Rundgang durch die Spitalanlage, begleitet von der langjährigen Mitarbeiterin Ali Silver und dem designierten medizinischen Nachfolger Walter Munz. Zu ihnen sagte er in seinem vertrauten Elsässer Dialekt: „Aber das Spital het doch e Scharm – findet ihr nit oi?“ (Aber das Spital hat doch Charme – findet ihr nicht auch?“).

Etwa zwei Wochen vor seinem Tod war aus Deutschland ein Buch eingetroffen: „Begegnungen mit Albert Schweitzer“. Am 3. September verlangte der zunehmend müde und geschwächte Doktor nach einem Buch. Man gab ihm diesen Sammelband, doch er blätterte nur noch darin und wirkte wie geistesabwesend. In seinen letzten beiden Lebenstagen war die geliebte Musik Schweitzers ständige

Begleiterin. Über sein Grammofon spielte man ihm Musik von Bach und Beethoven vor. Am Samstag, dem 4. September, fanden sich die Patres der Katholischen Mission zum Abschied ein. Afrikaner kamen einzeln oder in Gruppen zum Spitalgelände, um den verehrten „Docteur“ zu seiner letzten großen Reise zu geleiten. Eine Afrikanerin sang in der Galoasprache ein wehmütiges Abschiedslied: „Großer Doktor, Ihr seid gekommen, uns zu pflegen, uns zu heilen, kranke und lepröse Afrikaner. Habt Dank, und Eure Reise möge still verlaufen.“ Die letzte Musik, die Schweitzer hörte, war ein Stück von Beethoven (die Angaben der Biografen, um welches es sich handelte, variieren).

Schweitzers letzte Worte, bevor er am Abend des 4. September das Bewusstsein verlor, waren: „Wie wunderschön!“ Eine halbe Stunde vor Mitternacht erlosch das irdische Leben dieses großen Menschen, der bis heute zu den meistgenannten Vorbildern der Jugend zählt.

Schweitzer wurde auf dem Spitalfriedhof von Lambarene beigesetzt, dort, wo auch schon die sterblichen Überreste seiner Frau Helene ihre letzte Ruhe gefunden hatten.

Wir haben Albert Schweitzers Lebensweg in Umrissen kennengelernt. Viele Jahre sind vergangen, seit der große Menschen- und Schöpfungsfreund diese Erde verlassen hat. Doch sein geistiges Vermächtnis ist präsent, durch den umfangreichen Nachlass aufs Neue zur denkerischen Herausforderung geworden und angesichts der drängenden Probleme dieser Welt aktueller denn je.

Und Lamabarene lebt. Helenes und Alberts Lebenswerk ist mehr als irgendein Krankenhaus im fernen Afrika. Lambarene ist und bleibt als Stätte des Heilens ein Symbol praktizierter Nächstenliebe, ein Ort, an dem die Menschen beseelt sind vom verbindenden Geist der Ehrfurcht vor dem Leben.

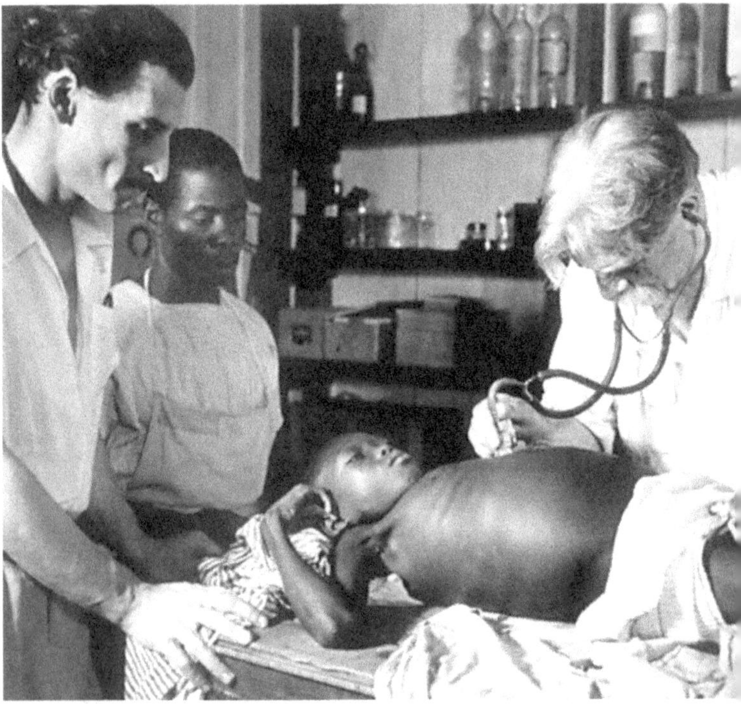

Schweitzer, Dr. Percy und der Krankenpfleger Pierre Piebye
bei der Untersuchung einer Kranken

DAS WERK: LAMBARENE

Lambarene – der Name ist Programm. Ursprünglich lautete er in der Sprache des Galoa-Volkes Lembareni, das heißt übersetzt „Wir wollen es versuchen". Könnte es einen treffenderen Namen geben für jenen Ort, an dem Albert Schweitzer zusammen mit seiner Frau Helene im April 1913 sein ärztliches und seelsorgerisches Wirken begann? Und könnte es eine schönere Bezeichnung geben für diese Stätte der Heilung, an der Schweitzer bis zu seinem Tod im September 1965 tätig war? Und schließlich: Ist dieser Name nicht eine Ermutigung für alle, denen der Fortbestand des Spitals am Herzen liegt?

In diesem Buch liegt der Schwerpunkt auf der Lebensgeschichte Albert Schweitzers und auf seinem geistigen Vermächtnis. Doch es wäre unvollständig ohne eine zumindest knappe Darstellung des humanitären Werkes, das Helene und Albert Schweitzer im afrikanischen Urwald geschaffen und mit viel Improvisationsgeschick, oft unter größten Schwierigkeiten am Leben erhalten haben. Es kann hier nicht darum gehen, eine Geschichte des Urwaldspitals zu schreiben. Dies haben andere, berufenere Schweitzer-Freun-

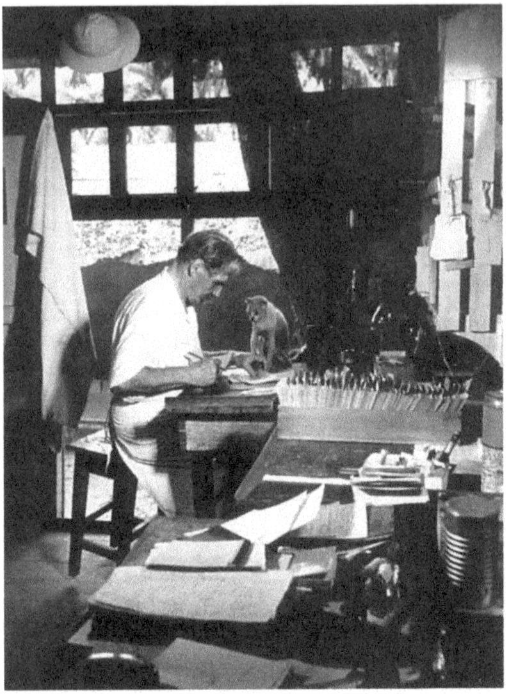

Albert Schweitzer mit Katze Sissi am Schreibtisch in der *Grande Pharmacie* in Lambarene

de getan. Jo und Walter Munz etwa, die sich in Lambarene kennen- und lieben lernten, in dem Buch „Mit dem Herzen einer Gazelle und der Haut eines Nilpferds". Oder Marie Woytt-Secretan, die 1979 den Text-Bildband „Albert Schweitzers Lambarene lebt" herausgab.

Es gibt eine Reihe von Quellen aus erster Hand über Lambarene. Schweitzer selbst hat sich ja an vielen Stellen über die Entstehung, die Entwicklung seines Spitals schriftlich geäußert. Er hat die Schwierigkeiten geschildert, die es immer wieder zu bewältigen galt, aber auch die Freude vermittelt, die ihm, seiner Frau, seinen Mitarbeiterinnen und Mitarbeitern, seinen Helferinnen und Helfern durch die Arbeit im Spital geschenkt wurde. „Zwischen Wasser und Urwald“, „Mitteilungen aus Lambarene“, „Afrikanische Geschichten“ und viele Briefe Schweitzers sind die entsprechenden Fundstellen.

Vom Hühnerstall zur Poliklinik – auf diese plakative Kurzformel ließe sich die Entwicklung des Spitals von Lambarene bringen. Unter völlig unzureichenden Bedingungen musste das Ehepaar Schweitzer 1913 zu praktizieren beginnen. Es war tatsächlich ein ausgedienter Hühnerstall, der als erster Behandlungsraum diente. Gründlich gereinigt, die Wände gekalkt, wurde diese Federvieh-Behausung zur Keimzelle des Krankenhauses, das sich im Lauf seines [inzwischen über hundertjährigen Bestehens] zu einem der fortschrittlichsten Klinik-Komplexe Gabuns entwickelte. Heute beherbergt das Albert-Schweitzer-Spital Abteilungen für Innere Medizin, Chirurgie, Pädiatrie, eine Geburtsklinik, eine Zahnklinik und ein modernes Forschungslabor. Walter Munz, Schweitzers Nachfolger als medizinischer Leiter des Spitals, unterscheidet in seinem Werk verschiedene Entwicklungsphasen des Urwaldspitals. Während Schweitzers Wirkungszeit (1913–1965) durchlief das Spital drei Phasen, die jeweils auch mit örtlichen Veränderungen verbunden waren.

Das erste Spital (1913–1917) lag auf dem Gelände der Missionsstation Andende, die der Pariser Missionsgesellschaft gehörte. Um Selbständigkeit zu gewährleisten, ließ

Schweitzer die ersten Gebäude des Spitals bewusst getrennt von den Häusern der Mission errichten: zunächst das Wohnhaus für seine Frau und sich (das „Doktorhaus"); auf der überdachten Veranda dieses Urwald-Domizils waren auch die ersten Patientinnen und Patienten untergebracht. In den Folgemonaten entstanden die ersten Hütten für die Kranken. Die Arbeitsbedingungen während dieser Bauphase waren alles andere als einfach. Nur unter erheblichen Mühen ließen sich Arbeitskräfte und geeignetes Baumaterial organisieren. Schweitzer versuchte von Anfang an, die Angehörigen der Patienten sowie die weniger schwer Erkrankten in die Gestaltung des Spitalaufbaus einzubeziehen.

Anfangs praktizierte das Ehepaar allein, fand jedoch wie erwähnt bald in dem ehemaligen Koch Bouka Joseph einen zuverlässigen Helfer, den sie aufgrund seiner guten Auffassungsgabe und seiner Sprachgewandtheit zum zuverlässigen Heilgehilfen ausbilden konnten.

Mit Ausbruch des Ersten Weltkriegs hatten die Schweitzers den Status von Kriegsgefangenen, wurden unter Hausarrest gestellt und waren von der Unterstützung ihrer europäischen Freunde und Gönner fast völlig abgeschnitten. Zwar durften sie bald wieder praktizieren, doch der weitere Ausbau des Spitals stagnierte. 1917 wurden sie aus Lambarene ausgewiesen und interniert. Schweitzer verließ Lambarene mit einem Berg von Schulden gegenüber der Pariser Mission; die Zukunft der Krankenstation war völlig ungewiss.

Im Frühjahr 1924 traf Schweitzer zum zweiten Mal in Lambarene ein, diesmal ohne die erkrankte Helene, die zudem daheim für die 1919 geborene Tochter Rhena zu sorgen hatte. Das alte Spital war zerfallen, und Schweitzer musste sich an den Neuaufbau machen. Nach kurzer Zeit fand er eine erste medizinische Mitarbeiterin in der Krankenschwester und Hebamme Mathilde Kottmann. Der erste Arzt, der im Oktober 1924 zu ihm stieß, war der Elsässer Victor Nessmann; wenig später folgten der Schweizer Marc Lautenburg und Fritz Trensz aus Straßburg.

Durch den rasch anwachsenden Patientenstrom wurde das Spitalgelände bald zu klein. Um die Ernährung von Patienten und Mitarbeitern zu gewährleisten, wurde drei Kilometer flussaufwärts eine spitaleigene Pflanzung angelegt. Schweitzer erwog zudem die Gründung von Sanitätsstellen in entfernten Dörfern, damit möglichst viele vor Ort behandelt werden könnten und nur noch Schwerkranke im Spital aufgenommen würden. Kollege Nessmann machte sich auf eine mehrwöchige Reise, um die Möglichkeiten für solche Außenstellen zu erkunden.

Schweitzer hatte den zweiten Aufenthalt auf zwei Jahre geplant, musste aber schweren Herzens die Heimreise und damit das Wiedersehen mit Frau und Kind verschieben, weil eine Hungersnot ausgebrochen war und sich unter den geschwächten Menschen eine Ruhr-Epidemie, eine lebensbedrohliche Durchfallerkrankung, ausgebreitet hatte. Es gab keinen anderen Ausweg für ihn, als das Spital in weiträumigeres Gelände zu verlegen, damit er die ansteckenden Patienten von den anderen Kranken separieren konnte. Eine mühsame, arbeitsintensive Bauphase begann. In dem drei Kilometer entfernten Gebiet, wo man auch die Pflanzung angelegt hatte, entstand das dritte Spital. Dabei konnte sich Schweitzer seine inzwischen erworbenen Kenntnisse als „Tropenarchitekt" zunutze machen:

„Alle Bauten wurden von Ost nach West ausgerichtet, damit die äquatoriale Sonne nicht auf ihre Längsseiten schien und sie unnötig erhitzte. Breite Vordächer schützten gegen den Regen. Die Stirnseiten der Häuser blieben unter dem Dach auf beiden Seiten offen, sodass durch den Wind eine natürliche Belüftung entstand. Die Zimmer hatten in ihren Holzdecken weite Öffnungen, die mit feinem Drahtnetz ausgespannt waren, sodass die Moskitos nicht eindringen konnten. Auf diese Weise zog der Wind unter dem Dach die erwärmte Luft der Zimmer in die Höhe, sodass die Räume trotz tropischer Hitze ein angenehm kühles Klima hatten. Die Seitenwände der Zimmer waren aus solidem Holzgitter gebaut, in dessen große offene Zwischenräume ebenfalls das feinmaschige Moskitogeflecht eingearbeitet war. So entstand auch in der Nord-Süd-Richtung ein wohltuender Luftstrom. Die Gebäude wurden auf Holzpfähle gestellt, damit die tropischen Regengüsse unter den Böden durchfließen konnten. Später wurden diese Pfähle durch Träger aus Stein ersetzt. Schweitzer war auf diese seine selbst erfundene Bauweise stolz. Alles verwendete Holz war von sehr harter Art, teuer zwar, doch er wollte es härter als die Zähne der Termiten" (zitiert nach Munz).

Anfang 1927 war es dann so weit. Auf Schiffen wurde das ganze Spital von Andende flussaufwärts an den neuen Standort verlagert. Dankbar äußerte sich Schweitzer: „Den ersten Abend im Spital werde ich niemals vergessen. Von allen Feuern und aus allen Moskitonetzen schallte mir entgegen: Das ist eine gute Hütte, Doktor, eine gute Hütte! Voll Dank schaue ich zu Gott empor, der mich solche Freude erleben ließ. Zum ersten Male, seitdem ich in Afrika wirke, sind meine Kranken menschenwürdig untergebracht. Tief bewegt denke ich an die Freunde des Spitals in Europa. Im Vertrauen auf ihre Hilfe durfte ich die Verlegung des Spitals wagen und die Bambushütten durch Wellblechbaracken ersetzen."

Bei diesem Standort sollte es bleiben. Doch im Lauf der Jahre machte es die kontinuierlich wachsende Zahl an Patienten nötig, dass unablässig weitergebaut wurde. Die Anzahl der Krankenunterkünfte musste erweitert werden; Wege wurden befestigt, Straßen gebaut, um nicht nur per Schiff, sondern auch mit Kraftfahrzeugen erreichbar zu sein. Einem Haus mit vierzig Betten für die Frischoperierten gab Schweitzer den Namen „Bouka", zu Ehren seines ersten und getreuen Operationspflegers Bouka Joseph.

Die katastrophale Zeit des Zweiten Weltkriegs konnte das Spital nur durch die großzügige Hilfe vor allem aus England und den USA überstehen. Hier hatte sich Helene in selbstloser Weise verdient gemacht, indem sie in zahllosen Vorträgen auf die bedrohliche Lage des Spitals aufmerksam machte und so Spenden und Medikamente für Lambarene aufbringen konnte.

Während der ersten beiden Spitalphasen (1913–1917 und 1924–1927) war Schweitzer jeweils ohne Unterbrechung in Lambarene tätig. Die dritte Phase (1927–1965) war immer wieder durch längere Europa-Aufenthalte und die Amerika-Reise unterbrochen.

Wenige Monate vor seinem Tod, am 9. Juni 1965, schrieb Albert Schweitzer an seinen Freund und Weggefährten, den Kinderarzt Prof. Dr. Hermann Mai in Münster: „Lieber Freund. Nachdem ich meinen 90. Geburtstag gut überstanden habe, suche ich wieder Ordnung in meiner Korrespondenz zu machen. Man hat mich in einer Weise gefeiert, die ich nicht erwartet hatte. Tief beeindruckt hat mich, dass meine Ethik der Ehrfurcht vor dem Leben ihren Weg in die Welt macht. Gesundheitlich geht es mir gut. Ich kann alle Arbeit ohne jegliche Anstrengung machen. Zurzeit bauen wir noch ein Haus für die Kranken. Ich fing mit einem Spital von 50 Betten an. Jetzt ist es eines von 560 Betten ... Bald wird es eines von 600 Betten sein. Aber dann mache ich Halt. Wann kommst du wieder zu uns? Herzlich dein Albert Schweitzer".

Aus diesem Brief spricht dreierlei: der Rückblick auf das mit Liebe und Mühe geschaffene Lebenswerk; die Müdigkeit durch die vielen Jahre der Überanstrengung („Aber dann mache ich Halt"); Hoffnung und Zuversicht für die Zukunft („Wann kommst du wieder zu uns?").

Über das Motiv, Lambarene zu wagen, schrieb Schweitzer einmal: „Im Vertrauen auf die elementare Wahrheit, die dem Gedanken der ‚Brüderschaft der vom Schmerz Gezeichneten' innewohnt, habe ich das Spital zu Lambarene zu gründen gewagt. Sie wurde begriffen und macht ihren Weg."

Wo Licht ist, ist auch Schatten. So wundert es nicht, dass sich auch Kritiker an Lambarene und Schweitzer zu Wort meldeten. Die wohl schärfste Lambarene-Kritik stammt von Gerald McKnight, dem ein einziger Rundgang durch das Spitaldorf offensichtlich genügte, um Schweitzers Werk in Bausch und Bogen zu diskreditieren. Sein „Verdict on Schweitzer" (Schuldspruch über Schweitzer) ist ein Pamphlet, in dem die Person Schweitzers als autokratisch, starrköpfig, egomanisch dargestellt und das Spital als hoffnungslos rückständig, unhygienisch, der Zivilisation nicht würdig abgestempelt wurde. McKnights höchst einseitige Schmähschrift wurde ihrerseits heftig kritisiert.

1964 veröffentlichte Roman Brodmann, ein Schweizer Schriftsteller, der mit einem deutschen Fernsehteam zwei Jahre zuvor Lambarene besucht hatte, seinen Erfahrungsbericht. Nachdem er mit zum Teil ergreifenden Worten schilderte, welch tiefen Eindruck der Mensch Albert Schweitzer und die Atmosphäre im Spital auf ihn gemacht hatten, kam Brodmann auf das eigentliche Anliegen seines

Besuches zu sprechen: „Ich sitze in meinem Zimmer und überdenke die Erfüllung unseres Auftrags in Lambarene. In diese Gedanken fällt immer wieder die Überlegung, welches wohl die Wurzeln des publizistischen Diskriminierungsfeldzuges sind, der seit Jahren gegen Schweitzers Werk im Gange ist. Will man den unbequemen Freigeist treffen, indem man den ‚rückständigen Mediziner' kritisiert? Will man sein Manifest gegen die Atomrüstung entwerten, indem man den Verfasser als starrsinnigen und weltfremden Geist apostrophiert, der gerade noch für die erste Jahrhunderthälfte beispielgebend wirken konnte? Ist er das Opfer geltungsbedürftiger und oberflächlicher Journalisten ...? Einiges davon mag zusammenspielen, nicht zuletzt die Propaganda der Progressisten, in deren großsprecherisches Bild der Entwicklungshilfe Schweitzers Urwaldhütten nicht mehr passen."

Brodmann war in der Absicht nach Lambarene gereist, den Vorwürfen auf den Grund zu gehen. Er kam zu eindeutigen Resultaten:

„Ich bin mit einem Katalog notorischer Behauptungen nach Lambarene gekommen. Hier ist er:

1. *Albert Schweitzer sträubt sich gegen jeden medizinischen Fortschritt und besteht darauf, seine schwarzen Patienten mit völlig veralteten Methoden zu behandeln.* – Die Wahrheit: Das Urwaldspital ist ausgerüstet und arbeitet mit allen modernen Hilfsmitteln der Medizin und Pharmakologie.

2. *Albert Schweitzer, der ein Feind der Motoren und der Technik ist, widersetzt sich hartnäckig allen elektrischen Einrichtungen, die dringend nötig wären.* – Die Wahrheit: Zwei Dieselgeneratoren versorgen die Behandlungsräume des Spitals mit elektrischem Strom verschiedener Spannungen, nämlich den Operationssaal und seine Nebenräume, die Apotheke, das Labor, die Konsultationsräume, das Röntgenzimmer und den Raum für Zahnbehandlung.

3. *Albert Schweitzer gefährdet mit unsachgemäßen Eingriffen das Leben seiner Patienten.* – Die Wahrheit: Schweitzer selbst ist seit vielen Jahren als Mediziner nicht mehr aktiv. Vier tüchtige Ärzte (zwei Schweizer, ein Ungar, ein Japaner) erzielen bei jährlich über 6000 Patienten ausgezeichnete Heilerfolge, die sogar über dem europäischen Durchschnitt liegen. Das Instrumentarium des Operationssaals und viele andere Einrichtungen gehen über den Anspruch eines schweizerischen Bezirksspitals hinaus.

4. *Albert Schweitzer lässt seine schwarzen Patienten nach wie vor in armseligen Hütten ohne Toiletten, ohne fließendes Wasser, ohne elektrisches Licht liegen, während in Lambarene selbst ein hochmodernes Regierungskrankenhaus mit zeitgemäßem Komfort funktioniert.* – Bei diesem imposanten Vergleich, der *Pièce de rèsistance* aller wutgeladenen Kritiker vom schweizerischen Wochenblatt bis zur amerikanischen ‚Time', muss ich etwas ausführlicher verweilen.

Schweitzers Patienten liegen tatsächlich in Hütten und Baracken wie vor zwanzig oder dreißig Jahren, nämlich genau so, wie sie es heute noch zu Hause auf ihren Dörfern gewohnt sind. Ihr Spitalaufenthalt entspricht ihren Lebensgewohnheiten und ihrem Lebensstandard. Ihr dörfliches Leben setzt sich im Urwaldspital fort, denn die Kranken bringen gesunde Angehörige mit, die werdenden Mütter ihre bereits vorhandenen Kinder. Albert Schweitzer und seine Ärzte denken nicht daran, allein der modischen Entwicklungshilfe-Optik wegen einen sinnlosen Komfort europäischen Musters hochzustapeln. Wie recht sie damit haben, zeigt sich gerade im vielzitierten Regierungshospital in Lambarene.

Ich weiß nicht, wie viele Oberflächenreporter sich die Mühe nahmen, dieses Krankenhaus nicht nur zu beschreiben, sondern auch zu besuchen. Ich fand dort einen jungen französischen Arzt, der für den Betrieb des Hauses allein verantwortlich ist. Er führte mich in dem schmutzstarrenden Steinbau (Time-Magazin: ‚A modern antiseptic hospital') herum, zuckte resigniert die Achseln und sagte: ‚Was soll ich machen? Ich bin keine Putzfrau, sondern Arzt.' Da stehen Eisenbetten. Die Matratzen sehen aus wie Vagabundenlager und sind ein Dorado für Krankheitserreger. Der Operationssaal ist mangelhaft eingerichtet, aber das tut nicht viel zur Sache, denn es fehlt ohnehin ein zweiter Arzt, der bei einer einigermaßen anspruchsvollen Operation assistieren könnte. Kompliziertere Fälle schickt der *Docteur* über den Fluss: zu Albert Schweitzer. Die Betten im Regierungskrankenhaus sind knapp zur Hälfte belegt; Schweitzers Spital ist überfüllt und wird ständig erweitert. Das ist die Wahrheit über Lambarene."

So weit Brodmanns Bericht aus dem Jahr 1964. Abschließend noch ein Blick auf die Jahrzehnte nach Schweitzer.

In Schweitzers Todesjahr verfügte das Spital nach Walter Munz über 478 Patientenbetten; im Lepradorf (*Village de Lumière* genannt) war Platz für 150 Kranke. 6 000 Patientinnen und Patienten wurden in diesem Jahr behandelt. Vorausschauend hatte der alte Albert Schweitzer noch dafür gesorgt, dass ausreichend gebaut wurde. „Ich baue jetzt noch. Ihr habt danach genug andere Probleme“, hatte er seinem Nachfolger Walter Munz gesagt.

1965 kam der Augenchirurg Dr. Iverson für einige Monate nach Lambarene und gab seine Erfahrungen weiter. So konnten fortan im Spital auch Augenoperationen, hauptsächlich am grauen und grünen Star, durchgeführt werden. Im Oktober 1972 übernahm die medizinische Fakultät der Universität Bern ein Patronat für Lambarene. Dadurch wurde die Ausbildung von Medizinstudenten in Schweitzers Spital finanziell abgesichert. Bis 2005 wurden insgesamt 132 angehende Mediziner in Lambarene ausgebildet. Die Spitalapotheke wurde 1973 neu organisiert. Sämtliche Bauten des Spitals umgab man mit betonierten Wassergräben. Die wichtigsten Gebäude bekamen elektrisches Licht. Zum 95. Geburtstag Schweitzers (14. Januar 1970) konnten drei neue Häuser eingeweiht werden: die Zahnklinik, das „Centre Culturel Albert Schweitzer“ (Unterrichtsraum für Krankenpflegeschüler, Aufenthaltsraum, Bibliothek und Versammlungsort für Gottesdienste) und ein Haus für insgesamt 80 kriegsgeschädigte Kinder aus Biafra. Außerdem baute der Staat Gabun mit holländischer Entwicklungshilfe zwei große Brücken über den Ogowe, was die Verbindung zur Hauptstadt Libreville erheblich vereinfachte.

Im ersten Jahrzehnt nach Schweitzers Tod begann man mit der systematischen Ausbildung afrikanischer Mitarbeiterinnen und Mitarbeiter, die in den Folgejahren ausgeweitet wurde. „Hilfe zur Selbsthilfe" war das Motto bei der Einbindung Einheimischer.

Am 17. Januar 1981 konnte mit großen Feierlichkeiten ein neues Spital eingeweiht werden, von dem der Gesundheitsminister Mamiaka mit Stolz sagte, es sei „vielleicht das beste Krankenhaus meines Landes und wohl eines der bedeutendsten auf dem afrikanischen Kontinent". Zweieinhalb Monate später wurde das Forschungslabor eröffnet – ein wichtiger Meilenstein in der Entwicklung des Spitals. Bis 2005 haben etwa 70 Forscher in diesem Labor ihre Diplomarbeiten, Dissertationen oder Habilitationsschriften vorbereitet oder abgeschlossen. Walter Munz resümierte: „So hat die von Anfang an vielfältige ärztliche Arbeit in Lambarene heute vier Hauptakzente: 1. die heilende Tätigkeit, welche seit dem Anfang die wichtigste war; 2. die vorbeugende Medizin, deren Bedeutung immer deutlicher erkannt wird; 3. die Ausbildung in allen ärztlichen Arbeitsgebieten; 4. die medizinische Forschungsarbeit."

Zum 80-jährigen Bestehen des Spitals fand im September 1993 in Libreville und Lambarene ein internationales Symposium zu Zukunftsfragen statt, an dem neben 60 international renommierten Fachleuten auch der Dalai-Lama teilnahm. Zu einer der wichtigsten medizinischen Aufgaben gehört auch in Lambarene die Bekämpfung von Aids.

Im Jahr 2000 wurde die Renovierung des alten Spitals dringlich. Die wichtigsten Gebäude und Anlagen mussten von Grund auf saniert werden, wollte man das Herzstück des alten Urwaldkrankenhauses erhalten. Munz schrieb dazu: „Das erneuerte Spital wird verschiedenen Zwecken dienen. Es steht zum Gedächtnis an die Patienten der früheren Zeit und an die Arbeit von Albert Schweitzer, seiner Helferinnen und Helfer. Es soll die Gedanken bezeugen, die früher und heute gleich wichtig sind."

Das Spital von Lambarene war von Anfang an auf Spendengelder aus aller Welt angewiesen. Ohne sie wären seine Entwicklung und sein Fortbestand nicht denkbar. Der Spitaldirektor Damien Mougin schrieb dazu: „Es wäre nach dem Tod von Albert Schweitzer wahrscheinlich einfacher gewesen, das Spital in den nationalen Gesundheitsdienst einbeziehen zu lassen. Hätte aber die Gesinnung persönlichen Dienstes überlebt, welche von Bevölkerung und Regierung immer wieder gelobt wird? Vielleicht wäre die Suche nach dem finanziellen Gleichgewicht leichter gewesen. Hätte aber die multikulturelle Dimension des Spitals mit ihren unschätzbaren Werten überlebt? ... die finanzielle Fortführung des Werkes [ist] ein schwieriges Dauerproblem. Doch in der Selbständigkeit liegt auch die Kraft des Spitals ... Seine Zukunft liegt in seinen Werten. Das geistige Erbe von

Albert Schweitzer, in welchem die Ehrfurcht vor dem Leben die treibende Kraft ist, muss in unserem Alltag gegenwärtig bleiben. Wir hoffen, dass das erstaunliche Abenteuer ‚Lambarene' auch für kommende Generationen ein Zeugnis dafür sei, was der Glauben an den Menschen bewirken kann."[2]

Wir haben uns mit dem Leben Albert Schweitzers befasst und einen Blick auf sein Lebenswerk in Lambarene geworfen. Im folgenden Kapitel werden wir uns der zentralen Botschaft des großen Schöpfungsfreundes zuwenden.

2 Über aktuelle Entwicklungen informieren der Deutsche Hilfsverein für das Albert-Schweitzer-Spital in Lambarene (DSH) und das Deutsche Albert-Schweitzer-Zentrum (DASZ); vgl. auch www.schweitzer.org.de. Siehe unten: Kontaktadressen, S. 253 (Anm. S. L.).

DIE BOTSCHAFT

Die Ethik der Ehrfurcht vor dem Leben

„Ich bin Leben, das leben will,
inmitten von Leben, das leben will.“

Dies dürfte wohl der am häufigsten zitierte Satz aus der Feder Albert Schweitzers sein. Die Ethik der Ehrfurcht vor dem Leben ist im Grunde ein umfangreicher Kommentar zu diesem Zitat und eine gründliche Darstellung der Konsequenzen, die dieser oft plakativ gebrauchte Satz haben muss. Es wäre falsch, und Schweitzer wäre völlig missverstanden, wollte man in diesem oft verwendeten Zitat die Quintessenz der Ehrfurchtsethik sehen. Er ist deren Ausgangspunkt.

Schweitzer hat viel Mühe und Denkarbeit auf sich genommen, um seine Ethik der Ehrfurcht vor dem Leben zu begründen. Ausgehend von dem zitierten fundamentalen Einleitungssatz möchte ich einige Kerngedanken kurz erläutern.

„Ich bin Leben, das leben will, inmitten von Leben, das leben will."

„Ich bin Leben ..." – Schon dieses Wort ist des Nachdenkens wert. Wer kennt nicht die Erfahrung, dass es ihm an einem bestimmten Tag so vorkommt, als sei er ein anderer Mensch als am Tag zuvor? Gestern noch war ich gut gelaunt und zufrieden mit meinem Leben, und heute überfällt mich eine unerklärliche Missstimmung, eine plötzliche Traurigkeit. Man denkt: Was ist mit mir los? Das bin ich doch eigentlich gar nicht! – Auch Schweitzer hat von sich selbst einmal gesagt, sein Leben sei ihm ein Rätsel. Unser „Ich" ist von vielen Einflüssen, Menschen, Unwägbarkeiten und Fügungen abhängig; es ist eingebettet in das große Schauspiel des Lebens, und eine der größten Erfahrungen, die ein Mensch machen kann, ist wohl, die Verbundenheit zwischen sich und anderem Leben zu ahnen und zu fühlen: „Wir leben in der Welt und die Welt lebt in uns. Um diese Erkenntnis türmen sich alle Rätsel."

„Ich bin Leben ..." – Was ist das eigentlich: Leben? Die Naturwissenschaften haben eine bemerkenswerte Fülle an Erkenntnissen über das Leben herausgefunden. Und doch ändert dies nichts an der Tatsache, dass wir beim Begriff des Lebens vor einem Geheimnis stehen. Denn Leben hat viele Dimensionen; *was* Leben ist und *warum* Leben ist, diese Fragen sind naturwissenschaftlich nicht erschöpfend zu beantworten. Der religiöse Glaube gibt die Antwort, dass Gott alles Leben, überhaupt alles Sein hervorgerufen hat. Der Nichtglaubende kann nicht anders, als vor diesem

Geheimnis stehen zu bleiben. Beide – Glaube und Unglaube – sind nach Schweitzer aufgefordert (und müssen, wenn sie darüber reflektieren, „denknotwendig“ dahin gelangen), das Leben als Mysterium mit Respekt und Demut anzuerkennen. Im Buch Jesaja heißt es: „Fürchte dich nicht, denn ich habe dich erlöst; ich habe dich bei deinem Namen gerufen, du bist mein“ (43,1). Man könnte darin eine Art theologischer Entsprechung zu Schweitzers Grundgedanken sehen. Gott, so die biblische Botschaft, hat jeden beim Namen gerufen – als einzigartiges „Ich“; er meint mich und jedes Lebewesen ganz persönlich. Und wir sind *sein*. Gott, er allein, verfügt als Schöpfer über alles Sein und Leben.

„Ich bin Leben, das leben will …“ – Alles Leben, auch das menschliche, ist erfüllt von dem Streben, leben zu *wollen*. Wiederum stellen wir fest: Wenn wir darüber nachdenken, woher dieser Wille zum Leben stammt, stoßen wir auf ein Geheimnis. In der Natur äußert sich dieser Wille zum Leben als Wille zum *Über*leben, als Selbsterhaltungstrieb. Schweitzer, der uns Menschen zur Ehrfurcht vor dem Leben anleiten will, hat diesen unerbittlichen Konkurrenzkampf in der Natur klar gesehen: „Der große Wille zum Leben, der die Natur erhält, ist in rätselhafter Selbstentzweiung mit sich selbst. Die Wesen leben auf Kosten des Lebens anderer Wesen. Die Natur lässt sie die furchtbarsten Grausamkeiten begehen. Sie leitet Insekten durch Instinkt an, mit ihrem Stachel Insekten anzubohren und ihre Eier in sie hineinzulegen, dass das, was sich aus dem Ei entwickelt, von der Raupe leben und sie damit zu Tode quälen soll. Sie

leitet die Ameisen an, sich zusammenzutun und ein armes kleines Wesen anzufallen, um es zu Tode zu hetzen. Schaue der Spinne zu! Wie grauenvoll ist das Handwerk, das sie die Natur gelehrt! Die Natur ist schön und großartig, von außen betrachtet, aber in ihrem Buch zu lesen, ist schaurig. Und ihre Grausamkeit ist so sinnlos! Das kostbarste Leben wird dem niedersten geopfert. Einmal atmet ein Kind Tuberkelbazillen ein. Es wächst heran, gedeiht, aber Leiden und früher Tod sitzen in ihm, weil diese niedersten Wesen sich in seinen edelsten Organen vermehren. Wie oft packte mich in Afrika das Entsetzen, wenn ich das Blut eines Schlafkranken untersuchte. Warum saß der Mann mit leidenverzerrtem Gesicht da und stöhnte: Oh, mein Kopf, mein Kopf! Warum musste er Nächte hindurch weinen und elend sterben? Weil da, unter dem Mikroskop, feine, kleine, blasse Körperchen, zehn- bis 14-tausendstel Millimeter lang, vorhanden waren – oh, nicht viele, oft nur ganz wenige, sodass man zuweilen Stunden suchen musste, um nur eines zu entdecken! So steht auch hier ... Leben gegen Leben und schafft den anderen Leiden und Tod ... Die Natur lehrt grausamen Egoismus, nur dadurch auf kurze Zeit unterbrochen, dass sie in die Wesen den Trieb gelegt hat, dem Leben, das von ihnen abstammt, so lange es ihrer bedarf, Liebe und Helfen entgegenzubringen. Aber dass das Tier seine Jungen mit Selbstaufopferung bis zum Tode liebt, also hier mitfühlen kann, macht es nur noch schrecklicher, dass ihm das Mitleiden für die Wesen, die nicht in dieser Weise mit ihm zusammengehören, versagt ist."

Allein der Mensch – und diese Erkenntnis ist wichtig – ist als reflektierendes, denkendes Lebewesen in der Lage, Einsicht in diese Zusammenhänge zu gewinnen. Er hat die Möglichkeit, sich auf das Grundrecht aller Lebewesen auf Leben zu besinnen oder – mit Schweitzer gesprochen – sich zur Ehrfurcht vor dem Leben zu bekennen.

„Die Welt, dem unwissenden Egoismus überantwortet, ist wie ein Tal, das im Finstern liegt; nur oben auf den Höhen liegt Helligkeit. Alle müssen in dem Dunkel leben, nur eines darf hinaus, das Licht schauen: das höchste, der Mensch. Er darf zur Erkenntnis der Ehrfurcht vor dem Leben gelangen, er darf zu der Erkenntnis des Miterlebens und Mitleidens gelangen, aus der Unwissenheit heraustreten, in der die übrige Kreatur schmachtet. Und diese Erkenntnis ist das große Ereignis in der Entwicklung des Seins. Hier erscheinen die Wahrheit und das Gute in der Welt; das Licht glänzt über dem Dunkel; der tiefste Begriff des Lebens ist erreicht, das Leben, das zugleich Miterleben ist, wo in einer Existenz der Wellenschlag der ganzen Welt gefühlt wird, in einer Existenz das Leben als solches zum Bewusstsein seiner selbst kommt ..., das Einzeldasein aufhört, das Dasein außer uns in das unsrige hereinflutet."

„Ich bin Leben, das leben will, inmitten von Leben, das leben will." – Wir können erkennen, dass wir ein Teil der Schöpfung sind, umgeben von einer erstaunlichen Vielfalt anderer Lebewesen. Dies macht die Sonderstellung des Menschen im großen Reigen des irdischen Lebens aus. Ich erkenne: Der Lebenswille, der in mir wirksam

ist, wirkt auch in jedem anderen Lebenswillen. Selbst die Pflanze, die den Boden durchbricht, um dem Licht entgegenzuwachsen, folgt diesem umfassenden und ursprünglichen Lebenswillen. Konsequent lautet deshalb der vollständige Satz Schweitzers: Ich bin Leben, das leben will, inmitten von Leben, *das leben will*. Man muss genau hinschauen: Schweitzer schrieb am Schluss seines so grundlegenden Satzes nicht: „das *auch* leben will": Diese Auslassung ist eine wichtige Radikalisierung. Anderes Leben will *auch* leben, das ließe sich verstehen als: Aber an erster Stelle komme ich! Schweitzer ging es darum, alles Leben als gleichermaßen wertvoll anzusehen und sich auf keine Rangordnung einzulassen: Es gibt kein wertloses Leben, schrieb er in aller Deutlichkeit in seiner Autobiografie von 1931, zwei Jahre vor Hitlers Machtergreifung!

Kritiker wie H. Groos haben Schweitzer vorgehalten, seine Ethik der Ehrfurcht vor dem Leben, die von der Gleichwertigkeit allen Lebens ausgehe, sei in der Praxis überhaupt nicht durchzuhalten, da er ja selbst ständig genötigt sei, Entscheidungen zu treffen, welches Leben höher, wertvoller einzuschätzen sei als anderes. Er musste täglich Fische töten, um einen jungen Fischadler durchzufüttern, den man ihm anvertraut hatte. Er erschoss Schlangen, um die Tiere des Spitals vor ihnen zu schützen. Aber Schweitzer war sich dieses Dilemmas vollauf bewusst. Und er hat in jeder solcher Entscheidungen, Leben zu vernichten, um anderes zu erhalten, schwer mit seinem Gewissen gerungen. Aber gerade darum ging es ihm: dass wir nicht unüberlegt oder gar zur Belustigung Leben vernichten, sondern in jedem Einzelfall nach reiflicher Überlegung unsere Entscheidung treffen.

Er veranschaulichte dies an verschiedenen Beispielen. Der Bauer, der sein Feld aberntet, um Korn für Brot zu gewinnen, vernichtet zweifellos Leben. Er tut dies aus der Notwendigkeit, den Hunger seiner Mitmenschen zu stillen. Reißt derselbe Bauer nach getaner Arbeit Blumen am Wegesrand ab, um sie wegzuwerfen, so ist dies verantwortungslos.

Mehrfach fiel in diesem Abschnitt über Schweitzers Ethik das Wort „Gedankenlosigkeit“. Dieser Begriff spielte für Schweitzer eine zentrale Rolle. Schweitzer war im Grunde vom Guten im Menschen überzeugt. Viel Übel geschieht einfach deshalb, weil wir gedankenlos handeln. „Die große Not unserer Zeit ist die Gedankenlosigkeit“, schrieb er einmal. Und in einer Predigt sagte er: „... gerade weil wir unter dem furchtbaren Naturgesetz stehen, dass das Lebendige Lebendiges töten lässt, müssen wir mit Angst darüber wachen, dass wir nicht aus Gedankenlosigkeit vernichten, wo wir nicht unter dem Zwang der Notwendigkeit stehen. Wir müssen jedes Vernichten immer als etwas Furchtbares empfinden und uns in jedem einzelnen Falle fragen, ob wir die Verantwortung dazu tragen können, ob es nötig ist oder nicht.“

Schweitzers Ethik ist eine Philosophie der Lebensbejahung. Sie ergibt sich aus der Verinnerlichung der Grundeinsicht:

„Ich bin Leben, das leben will, inmitten von Leben, das leben will." Schweitzer schreibt: „Bejaht der Mensch seinen Willen zum Leben, so verfährt er in natürlicher und wahrhaftiger Weise. Er bestätigt eine bereits im instinktiven Denken vollzogene Tat, indem er sie bewusst wiederholt. Anfang, stetig sich wiederholender Anfang des Denkens ist, dass der Mensch sein Sein nicht einfach als etwas Gegebenes hinnimmt, sondern es als etwas unergründlich Geheimnisvolles erlebt. Lebensbejahung ist die geistige Tat, in der er aufhört dahinzuleben und anfängt, sich seinem Leben mit Ehrfurcht hinzugeben, um es auf seinen wahren Wert zu bringen. Lebensbejahung ist Vertiefung, Verinnerlichung und Steigerung des Willens zum Leben."

Jemand könnte einwenden: Mir ist es genug, mein eigenes Leben zu bejahen; aber Ehrfurcht vor *allem* Leben? Für Schweitzer ist dieser Einwand inakzeptabel, weil inkonsequent: „Zugleich erlebt der denkend gewordene Mensch die Nötigung, allem Willen zum Leben die gleiche Ehrfurcht vor dem Leben entgegenzubringen wie dem eigenen. Er erlebt das andere Leben in dem seinen." In Anerkennung des Lebenswillens und Lebensrechtes anderer gelangen wir zu dieser „Schöpfungs-Empathie", zu einem tiefen Mitfühlen mit anderem Leben.

Die ethischen Konsequenzen des Schweitzerschen Denkansatzes sind klar: Als gut gilt dem denkend gewordenen Menschen: „Leben erhalten, Leben fördern, entwickelbares Leben auf seinen höchsten Stand bringen; als böse: Leben vernichten, Leben schädigen, entwickelbares Leben niederhalten. Dies ist das denknotwendige, absolute Grundprinzip des Sittlichen.“ Dieses „Grundprinzip des Sittlichen“ ist eine brauchbare, fassbare Richtlinie und Handlungsorientierung. Wo ich Leben erhalte, fördere, entwickle, handle ich gut; wo ich Leben schädige, niedrig halte, gar zerstöre, handle ich böse. Dass Schweitzer seine Ethik in allgemeinverständlicher Sprache geschrieben hat, ist ein großes Verdienst. Was nützte eine Ethik, die nur einem erlesenen Kreis von Fachphilosophen zugänglich wäre und so ihre breite Wirkung in den Herzen der Menschen verfehlt?

Schweitzer hat meines Wissen erstmals einen ethischen Entwurf vorgelegt, der sich nicht auf das Miteinander der Menschen beschränkte, sondern ausdrücklich *alles* Lebendige einbezog. Damit ist Schweitzer zum Vordenker all jener geworden, die inzwischen erkannt haben, wie dringend notwendig eine umfassende Schöpfungsethik geworden ist. Schweitzer selbst schrieb in diesem Zusammenhang: „Der große Fehler aller bisherigen Ethik ist, dass sie es nur mit dem Verhalten des Menschen zum Menschen zu tun zu haben glaubte. In Wirklichkeit aber handelt es sich darum, wie er sich zur Welt und allem Leben, das in seinen Bereich tritt, verhält. Ethisch ist er nur, wenn ihm das Leben als solches, das der Pflanze und des Tieres wie des Menschen, heilig ist und er sich dem Leben, das in Not ist, helfend hingibt. Nur die universelle Ethik des Erlebens der ins Grenzenlose erweiterten Verantwortung gegen alles, was lebt, lässt sich im Denken begründen. Die Ethik des Verhaltens von Mensch zu Mensch ist nicht etwas für sich, sondern nur ein Besonderes, das sich aus jenem Allgemeinen ergibt. Die Ethik der Ehrfurcht vor dem Leben begreift also alles in sich, was als Liebe, Hingabe, Mitleiden, Mitfreude und Mitstreben bezeichnet werden kann."

Die Mahnung zum Frieden

Schweitzers große Sorge um die Erhaltung des Friedens, sein bewundernswerter und in bereits fortgeschrittenem Alter strapaziöser Einsatz gegen die atomare Rüstung ergibt sich folgerichtig aus seiner Ethik der Ehrfurcht vor dem Leben.

Das Problem des Friedens hat Schweitzer schon früh beschäftigt. Bereits in einer Predigt vom 20. Mai 1900 in St. Nicolai in Straßburg über die Seligpreisung in Matthäus 5,9 („Selig sind die Friedfertigen, denn sie werden Gottes Kinder heißen") führte er aus: „Wenn uns etwas traurig stimmt, so ist es, zu sehen, wie auf der Welt vom Großen bis ins Kleine Krieg und Unfriede herrscht. Politisch – Stadt – Familien etc. Und wenn wir nun dies betrachten, da klingt in unsere trüben Gedanken das herrliche Wort: Selig sind die Friedfertigen, als könnte es die Menschen aus allem Kampf und Streit zurückrufen." Hier spricht Schweitzer zwei Dimensionen des Friedens an: den äußerlichen Frieden zwischen Staaten, Völkern, Städten, Familien, also zwischen großen und kleinen Gemeinschaften; daneben das, was er den Frieden in den kleinsten Dingen nennt, der notwendig ist, „um unser Heim zu einem friedlichen zu machen". Auf diesen Frieden in den kleinsten Dingen konzentriert sich die Botschaft seiner Predigt.

Den äußeren Frieden im Großen herzustellen und zu wahren, etwa den Zustand zwischen Völkern, zwischen verschiedenen Gruppierungen zu stabilisieren, das ist Aufgabe der Politik oder der Gerichtsbarkeit. Hier – so meint Schweitzer – kann der einzelne Privatmensch nur geringen Einfluss nehmen: „Wir sind wie Tropfen im Meer und können nichts machen." Er betrachtet es sogar für sich selbst als Erleichterung, „dass Gott mich nicht an einen Platz gestellt hat, wo ich in die Lage kommen kann, über Krieg oder Frieden von Millionen Menschen zu entscheiden". Aber der Friede in den kleinsten Dingen, jenen Dingen, die uns Tag für Tag angehen und die in unseren ganz persönlichen Zuständigkeitsbereich fallen, bedarf deshalb unserer ganzen Aufmerksamkeit. Denn hier, in den kleinsten Dingen, fängt alles an (letztlich auch der Frieden in großem Maßstab). „Wenn in einer Familie Zwietracht und Hader herrscht, wenn sogar Feindschaft ausbricht, Schimpfworte und Beleidigungen hin und her fliegen und man sich zuletzt vor Gericht gegenseitig verklagt – ist das so von einem Tag gekommen? Wenn die Eltern und die Kinder untereinander sich kein freundliches Wort mehr gönnen, ist das so von einem Tag gekommen? Wenn langjährige Freunde sich entzweien, geht das auf einmal? O nein. An dem, was wir leider selbst an uns erfahren und rings um uns sehen und hören, wissen wir, wie es zugeht."

Dieser Hinweis Schweitzers auf den eigenen Verantwortungsbereich ist wichtig. Wahrer Friede ist immer etwas, was man als Zustand des Herzens bezeichnen könnte. Dies gilt im Kleinen wie im Großen. Wenn zwischen Völkern politisch Frieden vereinbart wird ohne die bekennende und vertrauensvolle Zustimmung der Menschen, die durch dieses Übereinkommen betroffen sind, so ist die Vereinbarung nicht viel mehr wert als das Vertragspapier.

Ein wichtiger Gedanke aus Schweitzers Predigt betrifft die Wahrhaftigkeit. Schweitzer warnte seine Zuhörer davor, Friedfertigkeit mit jener Haltung zu verwechseln, die es allen Menschen recht machen will: „... die Seligpreisung über die christliche Friedfertigkeit hängt gar nicht davon ab, ob dadurch, ob durch sie der Friede überall hergestellt wird. Wo man diese falsche Meinung hegt, da verwechselt man immer die christliche Friedfertigkeit mit dem Bestreben und der Kunst, es allen Leuten recht zu machen; gerade die Leute, die selbst mit dem Christentum nichts zu tun haben, deuten das so aus, weil es ihnen so bequem ist, und sagen, Christus habe seinen Anhängern befohlen, allen Leuten zu Gefallen zu leben." Schweitzer gesteht offen, dass er eine große Abneigung gegen Leute hege, die sich überall im Leben durchschlängeln. „Wenn ich solche Leute loben höre, dass sie es allen recht gemacht haben, so möchte ich immer sagen: Das kann schon wahr sein, aber etwas Rechtes haben sie auch nicht gemacht; um es allen recht zu machen, haben sie manchmal ein Wort, das gesagt werden musste, unausgesprochen gelassen, haben sie manchmal eine Sache, die sie für richtig und edel erkannten, nicht unterstützt oder vielleicht einmal gar mit der großen Menge dagegen gehandelt. Und wenn diese Art sich mit noch so viel christlichen Reden ziert, ist sie doch eine falsche christliche Friedfertigkeit, und mit ihrem rechten Namen heißt sie Gedankenlosigkeit, Bequemlichkeit, Charakterlosigkeit."

Um der Wahrheit willen darf es keine falsche Nachgiebigkeit geben. Die Wahrheit erfordert klares, ruhiges, mutiges Bekennen. Aber solches Bekennen steht nicht im Widerspruch zur Friedfertigkeit. Im Gegenteil: Christliche Friedfertigkeit und christliche Unnachgiebigkeit (um der Wahrheit willen) bedingen einander. Jesus hat dies vorgelebt. Als friedfertiger Mensch hat er doch den Konflikt um der Wahrheit willen nicht gescheut, sondern ihn geradezu herausgefordert. Und er hat die, die ihm nachfolgen wollten, zu gleichem Tun aufgerufen.

„Wenn nun die Seligkeit, welche der Friedfertigkeit verheißen ist, weder in der Ausdehnung des Friedens über die ganze Welt bestehen kann, ja, wenn es sich sogar zeigt, dass der Friedensfürst [= Jesus] von sich selbst und uns verlangt, dass wir kämpfen für das Heilige, das Wahre, das Edle, das Gute, worauf beruht dann das Gefühl der Seligkeit in der Friedfertigkeit? Ihr seht schon, diese Seligkeit kann nicht etwas Äußerliches sein, sondern etwas Innerliches: Diese Seligkeit kann auch dann in unsern Herzen wohnen, wenn rings um uns der Kampf tobt und wir selbst in dem Kampf begriffen sind." Am Ende seiner Predigt gibt Schweitzer seiner Gemeinde die freundliche, aber bestimmte Mahnung mit auf den Weg: „Sei immer so friedfertig oder unnachgiebig, dass du dadurch dich als Kind Gottes bewährst. So wirst du in der Nachahmung unseres Herrn den rechten Weg finden. Wo deine Person allein im Spiel ist, sei friedfertig bis zum Äußersten; wo die Güter des Christentums infrage kommen, da zeige auch nicht die geringste falsche Nachgiebigkeit – so möchte ich die Grundgedanken unserer Betrachtung für unser tägliches Leben zusammenfassen."

Auch in seiner Auslegung derselben Bibelstelle vom 27. Januar 1907 grenzte Schweitzer die wahre Friedfertigkeit von der unentschlossenen Haltung, es allen recht machen zu wollen, deutlich ab: „Warum ist dies nicht die christliche [Haltung]? Weil sie nicht auf der Wahrhaftigkeit ruht. Man verlangt von dir, dass du Dinge gutheißen sollst, die du nicht kannst, dass du mit zusiehst, wo du eigentlich nicht darfst, dass du, statt offen und gerade deinen Weg zu verfolgen, um die Sache herumgehst, Böses geschehen lässt, Gutes versäumst; und das alles um des lieben Friedens willen. Dabei kommt dann, weil die Wahrhaftigkeit fehlt, selten etwas Gutes heraus, gewöhnlich mehr Unfriede als Friede."

Schweitzer hat sich auch in späteren Predigten immer wieder zum inneren Frieden geäußert. So etwa am 4. Januar 1903, dem Sonntag nach Neujahr, als er seiner Gemeinde für das eben begonnene Jahr den Wunsch mit auf den Weg gab: „Darum wünsche ich euch Frieden. Das heißt zunächst, ein genügsames, zufriedenes Herz, ein Herz, das nicht unersättlich ist. Wie viele Menschen können sich keine Stunde freuen, auch wenn es ihnen noch so gut geht! Und wie viel andere dagegen in einfachsten Verhältnissen, ja, in solchen, wo sie von Tag zu Tag sorgen müssen, sind glücklich, weil sie zufrieden sind. Ich wünsche euch ein Herz, das keinen Neid kennt. Ist doch der Neid ein Gift, welches so viele Leben vergiftet und so viel Unheil anrichtet; darum gehört zum Frieden, dass ihr euch an dem Glück der anderen freuen könnt. Ferner aber: Zum Frieden gehört Friedfertigkeit. Soviel an euch ist, habt Frieden mit jedermann, sagt der Apostel [Paulus]. So wünsche ich euch Friedfertigkeit, Friedfertigkeit in eurem Hause, dieses schöne, sanfte Sich-Dulden und -Ertragen, ohne welche ja kein wahres Glück möglich ist, Friedfertigkeit auch mit den andern, denen draußen, im Großen wie im Kleinen, dass euer Leben nicht verbittert werde durch Hass und Zorn."

Oder aber am Ostersonntag (3. April 1904), als Schweitzer über Johannes 14,27 („Den Frieden lasse ich euch, meinen Frieden gebe ich euch") predigt und dabei freimütig bekennt, die Auferstehung Jesu sei ihm ein geistiges (kein leibliches) Erlebnis, in dem für uns Gläubige vor allem eines präsent sei: der Friede Jesu. „Denn was lebendig von seiner Person auf der Erde zurückgeblieben ist, das Wesen seiner überirdischen Person, das ist sein Friede." Diesen Frieden, den uns Jesus schenkt, bezeichnet Schweitzer in derselben Predigt als „Sonnenaufgangsfriede", ein Friede des Lebens und der Tat. Er grenzt ihn damit ab von der Zufriedenheit beschaulichen Ausruhens (auch das ist nötig!), vom Abendfrieden, der in die Ruhe der Nacht übergleitet. Jesu Frieden ist ein Friede des Anfangs: „Als er den Jüngern erschien, da fing das Leben für sie erst an, und sie mussten nun hinaus, ob sie wollten oder nicht, und für ihn leben."

Diesen Frieden des Anfangs, des Sonnenaufgangs, des Lebens und der Tat meinte Schweitzer auch in der Predigt vom 30. April 1911, wenn er seiner Gemeinde sagte: „So viele erfahren nicht, was Friede ist, weil sie meinen, er komme von selbst, und nicht wissen, dass man Arbeit tun muss an sich selber, damit der Friede sich in uns einsenken und Wurzeln fassen könne." In dieselbe Richtung weist die Predigt vom 21. Mai 1911, in der es heißt: „Friede des Herzens heißt nicht nur Ruhe, sondern er schließt eine gewisse Freudigkeit und Heiterkeit in sich, die aus uns herausscheint und auf die andern wirkt. Ein Mensch mit Frieden der Seele ist wie eine Sonne im Haus, die Nebel und Wolken aufzehrt."

Wie sehr Freude und Aufrichtigkeit, Wahrhaftigkeit zusammengehören, sprach Schweitzer schließlich auch in der Predigt vom 28. Mai 1911 an: „Von etwas Praktischem möchte ich ... reden. Friede ist nur möglich auf dem Grunde von Offenheit und Entschiedenheit. Ihr könnt es im Leben gar oft beobachten, dass eine Kälte des Unfriedens ausging von der Unentschiedenheit eines Menschen. Er sollte ja oder nein sagen und sagte weder ja noch nein, sodass die einen annehmen konnten, er hätte ja, die andern, er hätte nein gesagt. Er verfuhr, weil er zu charakterlos war, um sich zu entscheiden, oder weil er niemand zuwiderhandeln wollte ... oder gar, wie er meinte, aus Friedensliebe."

Bisher kam der Prediger Albert Schweitzer zu Wort. In seinen Predigten hat Schweitzer seine Gemeinde direkt angesprochen, und dieser Charakter bleibt erhalten, wenn wir sie heute nachlesen. Da tritt er nicht als Gelehrter, als theologischer oder philosophischer Schriftsteller in Erscheinung, sondern als jemand, dem daran gelegen ist, die Botschaft des Evangeliums, das Vermächtnis des Mannes aus Nazareth in unser Leben hineinwirken zu lassen und wachzuhalten.

Die Appelle des alten Albert Schweitzer gegen den inhumanen Wahnsinn des atomaren Wettrüstens lassen sich nur dann wirklich verstehen, wenn wir sie vor dem Hintergrund sehen, der in seinen Predigten sichtbar wird. Wenn Schweitzer vom Frieden, von der christlichen, humanen Friedfertigkeit sprach, so war das zunächst einmal ein Appell an jeden Einzelnen. Ein jeder muss bestrebt sein, friedfertig zu werden; ich soll den Hass, den Zorn, den Neid, das Rachedenken aus meinem Herzen verbannen; ich darf mich einlassen auf den tätigen, liebenden Frieden, den Jesus vorgelebt hat; ich kann Ernst machen mit der Friedfertigkeit in meinem kleinen Wirkungsbereich. Dann – und nur dann – darf ich hoffen, auch im andern den Friedfertigen zu finden. Und nur dann ist der Boden bereitet für das zarte Pflänzchen eines dauerhaften, echten, herzlichen Friedens auch im Großen. Aus dieser Überzeugung heraus hat Albert Schweitzer gehandelt, auch in seinem Engagement gegen die atomare Rüstung. Überlegungen zum Phänomen des Krieges hatte Schweitzer schon früh angestellt, in seiner Kulturphilosophie (die 1914–1917 entstanden und 1923 im Druck erschienen war). Krieg war für Schweitzer nicht die Ursache des von ihm diagnostizierten Niedergangs der Kultur, sondern umgekehrt dessen Folge. Für die rasant sich beschleunigende Kulturkrise machte er die zunehmende Diskrepanz zwischen dem technisch-materiellen Fortschritt einerseits und einer nahezu hoffnungslos zurückgebliebenen geistig-ethischen Entwicklung andererseits verantwortlich.

Der rasch um sich greifende technische Fortschritt und der Mangel an ethischem Bewusstsein führten geradezu zwangsläufig dazu, dass sich das Wesen des Krieges grundlegend wandelte: „Technische Errungenschaften waren es auch, die uns in den Stand setzten, in der Art auf Entfernung zu töten und Massenvernichtung zu üben, dass wir in die Lage kamen, die letzte Regung von Humanität abzulegen.“ Man muss sich kurz verdeutlichen, welchen gravierenden Sachverhalt Schweitzer in diesem Satz beschreibt: Der Erste Weltkrieg brachte eine völlig neue „Qualität“ von Krieg. Spielten sich bis dahin kriegerische Auseinandersetzungen weitgehend in der Konfrontation kämpfender Truppen auf den Schlachtfeldern ab, im Kampf Mann gegen Mann, so begann mit dem Krieg von 1914 bis 1918 das, was man als „Anonymisierung des Tötens“ bezeichnen könnte. Erstmals wurde Krieg auch aus der Luft geführt; erstmals wurden chemische „Kampfmittel“ eingesetzt, um dem Gegner schmerzliche und umfangreiche Verluste zu bereiten. Diese neuen Mittel der Kriegsführung waren Produkte menschlichen Erfindungsgeistes, hemmungslos eingesetzt zur Vernichtung menschlichen Lebens. Die Hemmschwelle des Tötens wurde durch das „Töten auf

Entfernung" heruntergesetzt. Einen Gegner, den ich aus großer Höhe oder durch die Verbreitung heimtückischen Giftgases außer Gefecht setze, sehe ich nicht. Er steht mir nicht mehr als „Feind" gegenüber, sondern wird zum Angriffsziel technischer Kampfmittel, die ich nur noch zu bedienen habe. Der erstmalige Einsatz von Massenvernichtungsmitteln in Form von sprenggewaltigen, zerstörerischen Bomben und heimtückischen Nervengasen war der erste Schritt zur zunehmenden Enthemmung des Menschen im grausamen Geschäft militärisch angeordneten Tötens. Die Abwürfe der Atombomben auf Hiroshima und Nagasaki im August 1945 waren der Höhepunkt dieser Eskalation. Albert Schweitzer war 70 Jahre alt, als er Zeitzeuge dieses barbarischen Vernichtungsschlags auf die beiden japanischen Städte wurde.

Zeitlebens war Schweitzer ein politisch höchst interessierter Mensch; doch er vermied es, sich selbst von irgendeiner politischen Richtung oder Gruppierung vereinnahmen zu lassen. Auch trat er mit Äußerungen zur Politik lange Zeit nicht öffentlich in Erscheinung. Er sah seine Betätigungsfelder als Arzt, Theologe, Philosoph und Musiker. Eine Änderung dieser Haltung bahnte sich im Frühjahr 1954 an. Schweitzer hatte im Jahr zuvor den Friedensnobelpreis zuerkannt bekommen und war längst ein Mann von Weltberühmtheit geworden. Seine Ethik der Ehrfurcht vor dem Leben war weltweit bekannt geworden und fand zunehmend Aufmerksamkeit. Er wurde sich seiner Verantwortung immer mehr bewusst.

Da erreichte ihn am 31. März 1954 ein Telegramm von James Oldfield, Auslandsredakteur des Londoner *Daily Herald*. Das Telegramm nahm Bezug auf den Vorschlag des Mediziners Professor Sir Alexander Haddow, auf einem „Konzil der Weltwissenschaft" unter der Schirmherrschaft der UNO die Folgen fortgesetzter atomarer Versuchsexplosionen deutlich zu machen. Oldfield bat Schweitzer um eine Stellungnahme zu diesem Vorschlag; er möge ihm mitteilen, welche Vorstellungen er habe, wie dieser schrecklichen Bedrohung für die Menschheit zu begegnen sei.

Schweitzer antwortete, und mit dieser Antwort trat er den Weg in die Öffentlichkeit an: „Die Folgen der Wasserstoffbomben-Explosionen bilden ein höchst beängstigendes Problem, doch eine Wissenschaftlerkonferenz ist meiner Ansicht nach nicht das geeignete Mittel, mit dem Problem fertigzuwerden. Es gibt heute in der Welt zu viele Konferenzen und es werden zu viele Beschlüsse gefasst. Erforderlich wäre, dass die Welt auf die Warnrufe der einzelnen Wissenschaftler hörte, die dieses furchtbare Problem verstehen."

In diesem Antwortschreiben, das zunächst im *Daily Herald* (14. April 1954), später in anderen englisch- und deutschsprachigen Zeitungen veröffentlicht wurde, trat Schweitzer weiter dafür ein, dass möglichst viele kompetente Wissenschaftler ihre Stimme erheben sollten, um dadurch die furchtbare Wahrheit bekannt zu machen und die Machthaber unter Druck zu setzen.

Das Problem der Atomwaffen und der atomaren Versuchsexplosionen sollte ihn bis an sein Lebensende nicht mehr in Ruhe lassen. Der Schritt in die Öffentlichkeit mit all seinen Konsequenzen – Verleumdungen, Verdächtigungen, Diffamierungen, Anschuldigungen – war getan. Schweitzer wollte sich der Verantwortung, die sein Ruf als „Gewissen der Menschheit" und sein Ruhm mit sich gebracht hatten, nicht entziehen.

In der Folgezeit setzte sich Schweitzer wissenschaftlich intensiv mit der für ihn neuen Materie auseinander. Wenn er sich in einer so heiklen, hochbrisanten Problematik in die öffentliche Diskussion einbringen würde, so wollte er sich nicht mit moralischen Appellen begnügen, sondern mit sachkundigen Argumenten seine Position vertreten. Dies war nicht anders von ihm zu erwarten; den Anspruch auf wissenschaftliche Fundierung hat er immer an sich gestellt.

Am 4. November 1954 nahm Albert Schweitzer in Oslo den Friedensnobelpreis entgegen. In seiner Rede anlässlich der Preisverleihung nahm er erstmals ausführlich Stellung zum „Problem des Friedens in der heutigen Welt". Zu Beginn seines Vortrags analysierte Schweitzer die politische Situation, die sich aus den furchtbaren Erfahrungen der beiden Weltkriege ergebenen hatte. Aufgrund der geschichtlichen Entwicklungen, die sich jeweils nach den Weltkriegen manifestierten, kam Schweitzer zu dem Ergebnis: „Überaus bezeichnend für die Lage, in der wir uns nach dem Zweiten Weltkrieg befinden, ist, dass auf ihn kein Friedensschluss folgte. Nur in Abkommen, die den Charakter von Waffenstillständen hatten, kam er zu Ende. Weil wir zu einer auch nur einigermaßen befriedigenden Neuregelung der Dinge nicht fähig sind, müssen wir uns mit solchen von Fall zu Fall geschlossenen Waffenstillständen, von denen niemand weiß, was aus ihnen wird, zufriedengeben.“ Als wirklicher Friede konnte der Zustand nach dem letzten Weltkrieg nicht bezeichnet werden. Er war nichts weiter als ein fragiler Waffenstillstand, und die beiden großen Siegermächte USA und Sowjetunion standen sich fortan als konkurrierende Machtblöcke gegenüber.

Schweitzer fragte nun weiter, was sich daraus für das Problem des Friedens ergäbe, und er hob hervor, dass durch die Weltkriege eine vollkommen neue Qualität des Krieges entstanden sei, die der Massenvernichtung: „Wir haben uns in den letzten beiden Kriegen grausiger Unmenschlichkeit schuldig gemacht und würden es in einem kommenden noch weiter tun. Dies darf nicht sein.“

Als Grund für die grausame Unmenschlichkeit nannte Schweitzer, dass der Mensch zum „Übermenschen“ geworden sei. „Sein Übermenschentum besteht darin, dass er aufgrund seiner Errungenschaften des Wissens und Könnens nicht nur über die in seinem Körper gegebenen physischen Kräfte verfügt, sondern auch solchen, die in der Natur vorhanden sind, gebietet und sie in den Dienst nehmen kann. Als Mensch kann er zum Töten auf Entfernung nur die körperliche Kraft verwenden, mit der er den Bogen spannte, um mit ihm den Pfeil zu verschicken. Als Übermensch kommt er dazu, sich die Energie, die bei der raschen Verbrennung eines gewissen Gemisches von chemischen Stoffen frei wird, durch eine dazu erfundene Vorrichtung zunutze zu machen. Dies erlaubt ihm, von einem viel wirksameren Geschoss Gebrauch zu machen und es auf eine viel größere Entfernung zu versenden." Dem so zum „Übermenschen" gewordenen Menschen attestierte Schweitzer eine verhängnisvolle geistige Unvollkommenheit: „Er bringt die übermenschliche Vernünftigkeit, die dem Besitz übermenschlicher Macht entsprechen sollte, nicht auf. Dieser bedürfte er, um von der von ihm errungenen Macht nur zur Verwirklichung des Sinnvollen und Guten, nicht auch zum Töten und Vernichten Gebrauch zu machen. Darum sind ihm die Errungenschaften des Wissens und Könnens mehr zum Verhängnis als zum Gewinn geworden." Hier greift Schweitzer den Gedanken auf, den er schon in seiner Kulturphilosophie entwickelt hatte: Die verhängnisvolle, sich vergrößernde Kluft zwischen materiell-technischem Fortschritt einerseits und ethisch-geistiger Stagnation oder gar Rückschrittlichkeit andererseits ist schuld am Niedergang der Kultur und hat uns in die lebensbedrohenden Gefahren des Atomzeitalters manövriert.

Für Schweitzer war es klar, dass allein der Geist, die Besinnung auf eine alles Leben achtende und umfassende Ethik die Menschheit aus diesen Gefahren wieder herausführen kann. Er war aber realistisch genug, diesen Gedanken mit der skeptischen Frage zu verbinden: „Kann aber der Geist wirklich ausrichten, was wir ihm in unserer Not zutrauen müssen?" Schon die Wortwahl offenbart wieder den „pessimistischen Optimisten": In der Frage schwingt einerseits die bange Vermutung mit, der Mensch könne überfordert sein, sich zu dieser notwendigen geistigen Haltung zu bekennen, andererseits steht da die nüchterne Erkenntnis, dass es gar keinen anderen Weg als diesen gibt. Wir *müssen* dem Geist in dieser prekären Situation zutrauen, dass er diese Besinnung ausrichten kann, es bleibt uns gar keine andere Wahl! Darauf setzte Schweitzer seine Hoffnung. Als ermutigend empfand er, dass seine Ethik der Ehrfurcht vor dem Leben weltweit immer mehr Beachtung fand. So konnte er in seiner Nobelpreisrede sagen: „Man darf von seiner [des Geistes] Kraft nicht gering denken. Er ist es ja, der sich in der Geschichte der Menschheit betätigt. Er wirkt die Humanitätsgesinnung, aus der aller Fortschritt zur höheren Daseinsweise kommt. In der Humanitätsgesinnung sind wir uns selber treu; in ihr sind wir fähig, schöpferisch zu sein. In der Gesinnung zur Inhumanität sind wir uns selber untreu und damit allem Irren ausgeliefert." Und wenig später heißt es behutsam optimistisch: „Wir wagen wieder, uns an den ganzen Menschen, das heißt an sein Denken und sein Empfinden, zu wenden und ihn anzuhalten, Kenntnis von sich selber zu nehmen und sich selber treu zu sein. Wir wollen wieder unser Vertrauen in das, was in seinem Wesen liegt, setzen. Erfahrungen, die wir machen, bestärken uns darin."

Seine viel beachtete Rede endete mit einem Wunsch, der zugleich ein eindringlicher Appell an die politischen Verantwortungsträger wie an jeden Einzelnen war: „Mögen die, welche die Geschicke der Völker in den Händen haben, darauf bedacht sein, alles zu vermeiden, was die Lage, in der wir uns befinden, noch schwieriger gestalten und uns noch weiter gefährden könnte ..." Er verwies, wie schon erwähnt, auf das Pauluswort: „Soviel an euch liegt, habt mit allen Menschen Frieden", das „nicht nur uns Einzelnen", sondern auch „den Völkern" gelte. Alle müssten bestrebt sein, im Bemühen um die Erhaltung des Friedens „bis an die äußerste Grenze des Möglichen" zu gehen.

Von noch größerer Wirkung waren die vier Ansprachen, die Schweitzer am 23. April 1957 („Appell an die Menschheit") sowie am 28., 29. und 30. April 1958 über Radio Oslo in die Welt hinaussandte und die in der Literatur unter dem Titel „Friede oder Atomkrieg" bekannt wurden.

In der ersten dieser Ansprachen, in der Schweitzer eindringlich vor den schon bestehenden Gefahren und den noch zu erwartenden Folgen atomarer Versuchsexplosionen warnte, gab er seiner festen Überzeugung Ausdruck, im Interesse einer überwältigenden Mehrheit der Menschheit zu sprechen; deren Meinung gelte es bei der Entscheidung politischer Verantwortungsträger zu berücksichtigen: „Eine öffentliche Meinung dieser Art bedarf zu ihrer Kundgebung keiner Abstimmungen und keiner Kommissionsbildung. Sie wirkt durch ihr Vorhandensein. Kommt es zur Einstellung der Versuche mit Atombomben, so ist dies die Morgendämmerung des Aufgehens der Sonne der Hoffnung, auf die unsere arme Menschheit ausschaut."

In seinem ersten Radio-Appell („Verzicht auf Versuchsexplosionen“, 28. April 1958) wies Schweitzer nochmals auf die Gefahren durch die nuklearen Bombentests hin und entlarvte die öffentliche „Beruhigungspropaganda“ ihrer Befürworter, insbesondere des „Vaters der Wasserstoffbombe“, Edward Teller. Auch dieser Appell schloss mit einer eindringlichen Mahnung und dem Ausdruck einer zarten Hoffnung: „Es ist keine Zeit zu verlieren. Neue Versuche dürfen die Gefahr, in der wir uns befinden, nicht noch erhöhen. Von selbst wird sie, was wohl zu beachten ist, in den nächsten Jahren noch zunehmen. Ein großer Teil der durch die bisherigen Versuche in die Atmosphäre und Stratosphäre emporgeschleuderten radioaktiven Stoffe befindet sich noch über uns. Erst im Laufe von Jahren – man rechnet mit ungefähr 15 – wird er auf die Erde herabgekommen sein. Der alsbaldige Verzicht auf das Weitergehen der Versuche schafft die gedeihliche Atmosphäre für die Verhandlungen über den Verzicht auf Anwendung von Atomwaffen. Wenn das, was vorerst absolut und in der dringendsten Weise nottut, erreicht ist, können die Verhandlungen in Ruhe vor sich gehen.“

Einen Tag nach diesem engagierten Aufruf wies Schweitzer auf die Gefahren eines Atomkriegs hin. Ein solcher Krieg – so seine Sorge – würde sich nicht mehr lokal begrenzen lassen. Ein atomarer Schlagabtausch hinterlasse ein weites Feld der Verwüstung; es gebe nur noch Besiegte und Hunderte Millionen Toter. Schweitzer wies ferner auf die Gefahren durch die zunehmende Abhängigkeit des

Menschen von „Elektronenhirnen" hin: „So weit haben wir es gebracht: Unser Schicksal wird von einem Elektronenhirn und den Versehen, die ihm passieren können, abhängen. Es kann nur automatisch entscheiden. Das Vermögen des Menschenhirns, in jeder Richtung und in jeder Hinsicht überlegend vorzugehen, ist ihm nicht verliehen. Seine Entscheidung ist rasch. Sie besitzt aber nicht die Gründlichkeit und Zuverlässigkeit der menschlichen. Überdies ist das Elektronenhirn noch ganz davon abhängig, dass in seinem so komplizierten Funktionieren alles bis ins Kleinste in bester Ordnung ist. An Möglichkeiten, dass wir einmal durch irgendeinen Zufall auf die blödeste Art in einen Atomkrieg hineinstolpern, fehlt es also nicht."

In seinem letzten Radio-Appell – wiederum einen Tag später – beschäftigte sich Schweitzer mit den Verhandlungen, die zum Verzicht auf Atomwaffen führen sollen. Auch am Ende dieses Aufrufs steht eine klare Forderung: „Die Verhandlungen auf höchster Ebene dürfen nicht ergebnislos verlaufen. Die öffentliche Meinung wird es nicht hinnehmen, wenn der zur Erhaltung des Friedens so notwendige Verzicht auf Atomwaffen auch diesmal nicht zustande kommt."

Schweitzer hat sich nicht gescheut, das Leben *heilig* zu nennen. In seiner Sorge um den Frieden wusste er sich einig mit anderen Wissenschaftlern, Denkern, Schriftstellern. Albert Einstein, Bertrand Russell, Linus Pauling, Romain Rolland und viele andere, mit denen er brieflich und persönlich in

Kontakt stand, waren über alle ideologischen und philosophischen Grenzen hinweg verbunden in ihrem unerschrockenen Einsatz für den Frieden.

Die Botschaft, die Albert Schweitzer uns hinterlassen hat, umfasst viele weitere Aspekte, die hier nicht näher entfaltet werden können. In den folgenden Abschnitten möchte ich – nach einem unverzichtbaren Exkurs zu Schweitzers Humor – zumindest noch einen Blick auf die Aktualität seiner Botschaft werfen, und im Anhang sollen einige Zeitzeugen das Wort bekommen: Menschen, die den großen Lebens- und Friedensfreund in seiner Zeit erlebt haben.

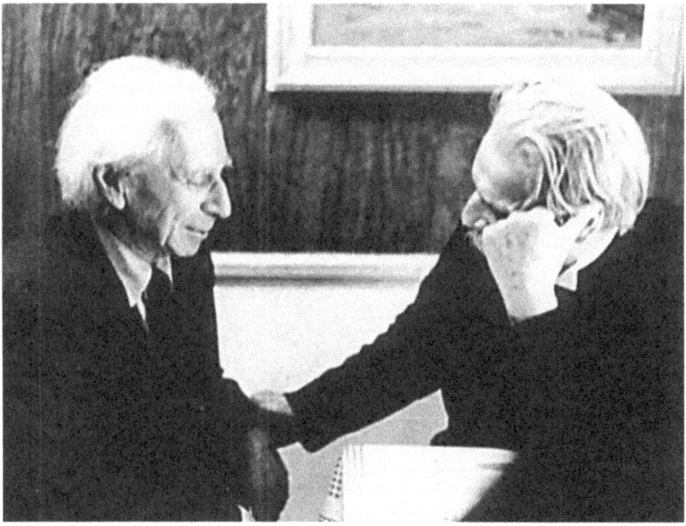

Schweitzer (rechts) im Gespräch
mit dem Philosophen Bertrand Russel

Nur allzeit fröhlich

Humoristische Episoden

Roland Schütz, der 1966 ein schmales Buch mit Anekdoten um Albert Schweitzer vorlegte und dadurch manche köstliche Episode aus dem Leben des großen Schöpfungsfreundes vor dem Vergessen bewahrte, äußerte in der Einleitung treffend: „In Schweitzers Humor und Ironie ist eine Lebensweisheit verborgen, die Einblick in seine Wesensart gewährt. Wer einmal im Gespräch mit ihm seine schalkhaft zwinkernden Augen beobachtet hat, wird es begrüßen, dass manche köstlichen Proben der Vergessenheit entrissen werden." Jawohl, er hat gern gelacht, konnte sprühen vor Witz, der sonst so ernst dreinblickende und häufig in tiefer Konzentration versunkene Albert Schweitzer. Davon haben viele erzählt, die mit ihm in Berührung kamen und Zeugen seines treffsicheren, feinsinnigen und manchmal mit Ironie und (selten) mit Sarkasmus gewürzten Humors wurden. Diese Art eines bisweilen auch derben Humors hat Schweitzer in seinen Kindheits- und Jugenderinnerungen als typisch für den Elsässer bezeichnet.

Schweitzer, ein Meister der bilderreichen und anschaulichen Sprache, hat sich zum Thema Humor einmal so geäußert: „Fröhlichkeit gehört zum Christentum wie der Duft zur Blume." Gewiss, Schweitzer wusste nur zu gut um den Ernst des Lebens, hat

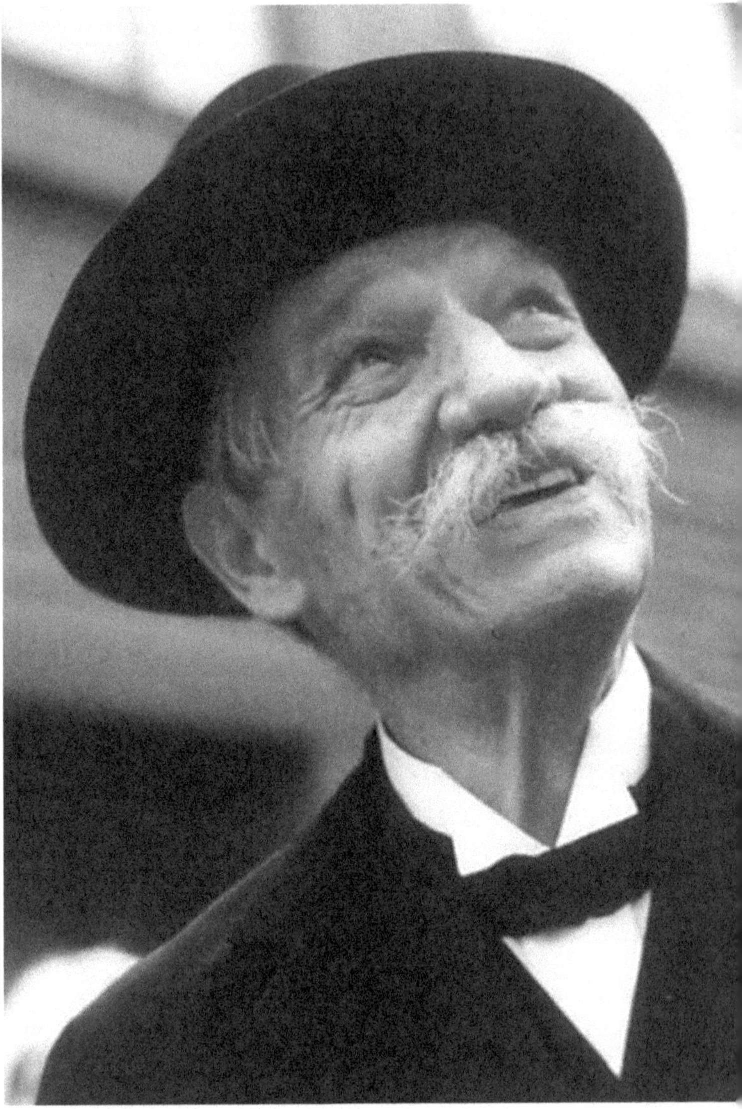

oft genug daran gelitten, im grausam-sinnlosen Buch der Natur zu blättern. Doch er verstand es auch, den heilsamen Humor, das herzlich fröhliche Lachen zu bewahren. Humor ist befreiende, lebenserhaltende Therapie; wer ihn in seiner Seele trägt, wird das sinnlos anmutende Geschehen in der Welt besser aushalten können. Auf diese therapeutische Funktion des Humors bei Schweitzer wies schon sein Schwager Gustav Woytt hin: „Sein Humor war für den Urwalddoktor (...) ein gutes Mittel, Schwierigkeiten in Lambarene zu überwinden. Fast niemand kann sich vorstellen, auf welch engem Raum Schweitzer und seine Mitarbeiter dort leben mussten, Tag und Nacht, das ganze Jahr. Es gab kein Kino, kein Theater, kein Konzert, fast keine Möglichkeit des Alleinseins. Unter diesen Umständen die Harmonie unter seinen Mitarbeitern zu erhalten, das Aufkommen des gefährlichen Tropenkollers zu verhindern, war eine beständige Sorge des *Grand Docteur* – neben seinen vielen anderen. War der Tag besonders deprimierend gewesen, weil alles schiefgegangen war, weil ein Kranker vor seiner Heilung fortgelaufen war und noch das Moskitonetz und die Decke mitgenommen hatte, sodass alle den Kopf hängen ließen, ließ Schweitzer beim gemeinsamen Abendessen ein Feuerwerk von Witz und Humor sprühen, um sie wieder aufzurichten."

Dass Jesus von zentraler Bedeutung für Leben und Werk Schweitzers war, kam schon mehrfach zur Sprache. Beginnen wir deshalb unseren Anekdotenreigen mit einer kleinen Geschichte, in der sich Schweitzer über den sonst von Herzen verehrten Mann aus Nazareth wundern musste. Berichtet wird sie in einem Brief einer Frau Clara Mayser-Nestle aus dem Todesjahr Schweitzers. In

Albert Schweitzer in Malmö, 1959

diesem Schreiben, datiert vom 18. Oktober 1965, heißt es: „Ein in meiner Sippe eingeheirateter Arzt erzählte, Albert Schweitzer habe einmal mit einem ihm befreundeten Theologen an der französisch-schweizerischen Grenze gestanden. Albert Schweitzer wie immer mit einer Unmenge von Gepäckstücken. Der Zollbeamte, ungeachtet des berühmten Mannes, dem doch keinerlei Schmuggel zuzutrauen war – habe es sich aber nicht nehmen lassen, Stück für Stück zu öffnen und gründlich zu untersuchen, was natürlich sehr viel Zeit brauchte. Albert Schweitzer, dem man die innere Ungeduld und Nervosität anspürte, habe sich aber beherrscht, und erst als der Beamte außer Seh- und Hörweite war, habe er sich auf dem Absatze herumgedreht und gesagt: ‚Ich weiß nicht, was der Herr Jesus Christus an diesen Zöllnern gefunden hat.' "

Ein schönes Beispiel für Schweitzers Schlagfertigkeit findet sich in der „Passauer Presse" vom 31. August 1958. Der Verfasser, Peter Aumüll, berichtet von einem Spaziergang im Schwarzwald, bei dem Schweitzers Begleiter diesen zu überzeugen versuchte, dass unsere Welt (ganz im Gegensatz zu dem Postulat von Gottfried Wilhelm Leibniz) die denkbar schlechteste sei. „Albert Schweitzer widersprach ihm beharrlich. Als er einmal stehen blieb und stumm auf das herrliche Tal zu ihren Füßen zeigte, ließ ein vorüberfliegender Vogel etwas fallen, das ausgerechnet Albert Schweitzer traf. ‚Na, sehen Sie', rief der Begleiter triumphierend, ‚hier auf Ihrer Brust haben Sie den Beweis für die Richtigkeit meiner Behauptung.' ‚Nein, nein', entgegnete Albert Schweitzer liebenswürdig, ‚Sie vergessen das Größenverhältnis einzubeziehen; recht hätten Sie nur, wenn auch Kühe fliegen könnten.' "

1949 reiste Schweitzer anlässlich der Feierlichkeiten zum 200. Geburtstag von Goethe nach Aspen in die Vereinigten Staaten von Amerika. Er hielt dort Festansprachen; während der Ehrungen, die ihm zuteil wurden, sagte er: „Ich komme mir wie ein vom Weihrauch betäubter Esel vor."

Die Urheberschaft der folgenden Anekdote bleibt im Verborgenen. Sie wirft jedoch ein schönes Licht auf Schweitzers heitere Nachdenklichkeit: „Bei einem Spaziergang durch Zürich meinte Albert Schweitzer vor einer Ampel: ‚Die Optimisten sehen immer nur grünes Licht, die Pessimisten hingegen nur rotes.' Und nach einer kurzen Pause fügte er nachdenklich hinzu: ‚Die wirklich Weisen sind farbenblind.' "

Eine Begebenheit während Schweitzers erstem Lambarene-Aufenthalt (1913–1917) verdeutlicht, wie handfest und schelmisch der gelehrte Mann argumentieren konnte. Schweitzer verstand sich noch vorrangig als Arzt der protestantischen Missionsstation und traf in dieser Funktion recht häufig mit den Missionaren der weiteren Umgebung zusammen, nahm auch an deren Tagungen teil. „Auf einer Sitzung wurde über die Vielweiberei geklagt. ‚Wir sollten die Eingeborenen lehren', sagte einer von ihnen, ‚die Freuden des Himmels den Freuden der Erde vorzuziehen.' Schweitzer trocken: ‚Wer kann sagen, ob es so eine große Freude ist, mehrere Frauen zu haben?' "

Dass wir es bei Albert Schweitzer mit einer besonders geglückten Synthese von Geistes- und Tatmensch zu tun haben, ist deutlich geworden. Doch er selber schien daran seine Zweifel zu haben, wie der Landarzt Dr. August Heisler in den „Ärztlichen Mitteilungen" aus dem Jahr 1950 mit folgender Geschichte belegt: „Die zweite Begegnung mit Albert Schweitzer erfolgte am ersten Weihnachtstag 1924, als er kam, uns zu grüßen und uns ein gesegnetes Fest zu wünschen. Wir tranken dann zusammen Kaffee und kamen dabei auf alle möglichen Probleme zu sprechen. Unter anderem sprachen wir darüber, warum Deutschland den Krieg verlieren musste. Ich verzapfte dabei die etwas banale Weisheit, dass dies fast zwangsläufig so hätte kommen müssen, da Deutschland noch nie eine Synthese von Geistmensch und Tatmensch geglückt sei. Wir hatten wohl einen Bethmann-Hollweg, einen Philosophen, als Reichskanzler, der aber in keiner Weise ein Tatmensch gewesen ist; auf der anderen Seite hatten wir Ludendorff, den Tatmenschen größten Stils, der aber sonst ein Rindvieh gewesen sei. Albert Schweitzer wurde plötzlich ziemlich still, und als ich ihn fragte, was ihn augenblicklich beschäftigte, sagte er nur ganz trocken: ‚Stören Sie mich jetzt nicht, ich denke gerade darüber nach, ob ich ein Tatmensch oder ein Rindvieh bin.‘ “

Derselben Quelle verdanken wir auch die nächste Episode, in der Schweitzers ausgeprägter Sinn für das Praktisch-Nützliche zum Ausdruck kommt und zugleich sein notfalls unbescheidenes Geschick, wenn es darum ging, Geld für sein Spital aufzutreiben: „Imponiert hat mir auch eine andere Geschichte, die mir Schweitzer beim Abschied am Bahnhof Peterzell erzählte, als wir auf den Zug warteten. ‚Weißt du‘, sagte er, ‚in Afrika bin ich bis hinauf zum Tanganjikasee der einzige Arzt, der noch über Brillen verfügt. Wenn nun einer von den reichen Holzhändlern zu mir ins Spital kommt und eine Brille braucht, sage ich ihm: Meine Barauslagen für die Brille sind – sagen wir – dreißig Francs. Sie werden es wohl billig finden, wenn ich sechzig Francs dafür nehme. – Der Mann ist mir natürlich sehr dankbar, überhaupt eine Brille zu bekommen, und stimmt freudig zu. Darauf ich: Nun, ich nehme an, dass Sie auch für mein Spital noch eine kleine Gabe spenden wollen; aber das sage ich gleich, mehr als zweitausend Francs nehme ich nicht, das wäre sonst zu viel.' "

Apropos Geld: Im Sommer 1936 war Pfarrer Gustav Woytt, Scheitzers Schwager und in Europa über viele Jahre sein zuverlässiger Kassenführer, erkrankt. Schweitzer suchte dringend nach kurzfristigem Ersatz. So sprach er ohne Umschweife seinen Freund Charles Michel aus Straßburg an und gab diesem, als der Bedenken hinsichtlich seiner Tauglichkeit für das angetragene Vertrauensamt äußerte, eine unwiderstehliche Unterweisung in Buchhaltung nach der „Methode Schweitzer": „Hör zu, auf die linke Seite schreibst du, was eingeht, rechts, was du ausgibst. Am Ende vom Monat machst du einen Strich drunter, die Differenz muss in der Kasse sein. Was fehlt, legst du drauf."

Eine köstliche Geschichte ereignete sich während Schweitzers Militärzeit im Jahr 1894. Zwischen einem vorgesetzten Fähnrich, der Schweitzer wohl als „Studierten" im Visier hatte, und dem Bibel lesenden gemeinen Soldaten entspann sich dieser Dialog: „Sie studieren Theologie? – Jawohl, Herr Fähnrich. – Dann können Sie auch predigen? – Jawohl, Herr Fähnrich. – Und wenn ich jetzt eine Predigt von Ihnen verlangen würde, welchen Text würden Sie wählen? – Den über Bileam und seinen Esel und moderne Parallelen dazu, Herr Fähnrich."

In die Kategorie „Militärleben" gehört eine weitere Mitteilung, die wir Robert Weiß aus Straßburg verdanken und die ein bezeichnendes Licht auf Schweitzers Verhältnis zur militärischen Etikette wirft: „Wir waren eine kleine Runde mit den Hauptpersonen Albert Schweitzer und einem preußischen Professor, der das Lachen offenbar für nicht standesgemäß hielt. Umso mehr heizte Schweitzer mit kleinen Witzchen ein. Die folgende Anekdote zeigt einmal mehr, wie viel Schweijk in ihm ruhte: dort, wo man nicht direkt den Tatsachen an den Kragen kann, ihnen ein Schnippchen schlagen. Manöver war, und er habe nichts zu tun gehabt, als im Graben zu liegen. Da sei der Kronprinz zu Pferde als Beobachter erschienen und auf seine Stellung zugeritten. Er, Schweitzer, habe ihn von unten angeblinzelt, hätte ihn auch ohne Weiteres grüßen können, aber tat es nicht, denn, so habe er sich gesagt, dem willst du zeigen, dass du deine Manöverordnung kennst. Der Kronprinz beschwerte sich. Schweitzer wurde zum Vorgesetzten zitiert, aber man musste ihn ziehen lassen, denn er konnte die Stelle vorweisen, an der geschrieben stand, während des Manövers gelte die Grußpflicht nicht, wer immer auch erscheine."

Wie viel Zeit, die er eigentlich lieber seinem geistigen Werk gewidmet hätte, musste Schweitzer in Lambarene opfern, um den Ausbau seines Spitals voranzutreiben! Und wie viel Mühe kostete es ihn oft, die eingeborenen Helfer zur Arbeit zu bewegen, und vor allem, sie bei derselben zu halten. Er musste akzeptieren lernen, dass die „Naturkinder" grundsätzlich eine andere Auffassung von Arbeitsmoral hatten als die in dieser Hinsicht pflichtbewussten europäischen Mitarbeiterinnen und Mitarbeiter. Mit wie viel Selbstironie er diesen Lernprozess durchmachte, verdeutlicht eine Begebenheit, die sich wohl während seines zweiten Aufenthalts in Lambarene (1924–1927) zutrug: „Als der Doktor einmal einen herumstehenden Arbeiter bat, ihm einen Balken tragen zu helfen, lehnte dieser ab: ‚Ich fasse kein Holz mehr an, ich bin ein Intellektueller geworden!' – Darauf Schweitzer ganz ruhig und freundlich: ‚Mensch, hast du ein Glück! Ich habe mir jahrelang Mühe gegeben, ein Intellektueller zu werden. Mir ist es nicht gelungen!'"

Dass Schweitzer keinen Wert legte auf modische Äußerlichkeiten oder luxuriöse Bequemlichkeiten, ist bekannt und passt ganz und gar zu seiner Lebensauffassung: Mit der Eisenbahn pflegte er dritter Klasse zu reisen, weil es keine vierte gab; wer je sein Haus in Günsbach besucht hat, nimmt die fast spartanische Ausstattung seines Arbeits- und zugleich Schlafzimmers zur Kenntnis; ebenso war das Doktorhaus in Lambarene von schlichtestem, auf Zweckmäßigkeit ausgerichtetem Interieur. Auch zur äußeren Lebensführung sind uns einige anekdotische Kostbarkeiten erhalten.

Während eines Europa-Aufenthalts bat Schweitzer in einem Gasthof am Zürichsee um ein einfaches Zimmer mit Blick auf den See. Die Wirtin konnte seinem Wunsch entsprechen, fügte aber einschränkend und bedauernd hinzu, das Zimmer verfüge nicht über fließendes Wasser: „Macht gar nichts, ich bin ja schließlich keine Forelle."

Prof. Dr. H. F. Mueller berichtet in der Zeitschrift „Praktische Energiekunde" (März 1965) von einem Besuch mit einer Studentengruppe bei Schweitzer in Günsbach: „Er sitzt an einem roh gezimmerten Tisch, in ebensolchen Regalen sind Stöße von Büchern untergebracht, auf einem alten, primitiven Bett lässt er die Besucher Platz nehmen, die sich auf den wenigen Stühlen nicht unterbringen lassen. Im Laufe der Unterhaltung sucht er Bilder und kramt in der Lade: ‚Ich bin eigentlich nicht unordentlich, aber ich komme einfach nicht zum Ordnen.'"

In seinen Aufzeichnungen „Tage mit Albert Schweitzer" berichtet Frederick Franck, ein Hörer von Schweitzers *Gifford-Lectures* 1936 an der Universität Edinburgh, wie Schweitzer im Sommer 1958 (!) über seinen alten Gehrock ins Schwärmen geriet: „1905, ja – 1905. Oder war es 1906? Nein, nein, es war 1905, ich erinnere mich sehr gut; denn ich sagte zu meinem Freund, dem Schneider in Günsbach: Du musst mir einen Gehrock machen, denn ich muss vor dem König in Spanien spielen. – Er fiel aus allen Wolken. – Du meinst im Ernst, Albert, ich muss den Gehrock machen, in dem du vor einem König spielen willst? – Dann sagte er mit sorgenvollem Gesicht: Ich will mein Möglichstes tun. – Es wurde ein wirklich schöner Gehrock; solide war er gemacht, und ich habe ihn immer zu allen großen Gelegenheiten getragen. Natürlich habe ich ihn nicht hier, sodass ich ihn dir nicht zeigen kann; in Afrika wird er ja nicht gebraucht. Ich bewahre ihn in Günsbach auf. Aber ich trug ihn, als ich Theodor Heuss, den jetzigen Präsidenten von Westdeutschland, 1908 in St. Nicolai in Straßburg traute, als ich dort Pfarrer war. Natürlich trug ich ihn auch, als ich in Edinburgh Vorlesungen hielt, als ich den Goethe-Preis bekam, als ich den Nobelpreis erhielt und als die Königin von England mir einen Orden verlieh, und Theodor Heuss sagte, als er ihn das letzte Mal sah: Schau mal, Albert, du siehst wirklich elegant aus. Du musst in Günsbach einen sehr guten Schneider haben. – Hier unterbrach ich ihn: Sie wollen damit sagen, dass Sie noch den gleichen Gehrock tragen? – Natürlich! – Er strahlte über das ganze Gesicht. Das Ding taugt noch für zweihundert Jahre."

Auch die obligatorische schwarze Fliege war einst Auslöser eines bezeichnenden Schweitzer-Bonmots. Einer wohlhabenden amerikanischen Besucherin in Lambarene schien dieser altmodische

Halsschmuck des Doktors missfallen zu haben. Geduldig wies Schweitzer sie darauf hin, dass schon sein Vater das ehrwürdige Stück bei Trauungen und anderen feierlichen Anlässen getragen habe. Sie gab sich damit nicht geschlagen und wies den damals Sechzigjährigen darauf hin, sie kenne Männer in Amerika, die hundert Krawatten zur Verfügung hätten. Schweitzer blickte sie erstaunt an und erwiderte gespielt ungläubig: „Hundert Krawatten – für *einen* Hals?"

Auch hinsichtlich des Themas Bildung zeigte sich Schweitzer als Meister der feinen (Selbst-)Ironie. Richard Kik, ein enger Freund Schweitzers, selbst Sonderschulrektor und bis zu seinem Tod im Jahre 1969 Herausgeber des „Rundbriefes", schreibt: „Als ich von einem Aufsatz über Elefanten berichte, meint der Doktor: Ja, am Aufsatz kann man am besten feststellen, was für ein Kerl einer ist, ob etwas in ihm steckt. Aber ich würde bei Prüfungen nicht nur einen, sondern drei Aufsätze schreiben lassen, und zwar Aufsätze, wo die Burschen frisch von der Leber weg schreiben können, weißt du, ohne Disposition. Ein Aufsatz mit Disposition, Einleitung usw. ist mir immer so vorgekommen, als würde man einem Affen im Urwald vorschreiben, von welchem Ast er auf den nächsten klettern darf."

Um eine Titelgeschichte über den Urwalddoktor zu schreiben, besuchte der SPIEGEL-Redakteur Claus Jacobi den alten Schweitzer in Lambarene. In seinem Bericht findet sich folgende Passage: „Als ich Albert Schweitzer in Lambarene begegnete, rührte der 85-Jährige, auf dem Boden hockend, in einem Marmeladen-Eimer Zement für das Fundament einer Eingeborenenunterkunft an. Gleichzeitig gab er ein paar schwarzen Helfern Anweisung, wie sie zwei Balken für die Hütte verzapfen sollten.

‚Wieso wissen Sie das alles?', fragte ich den Doktor der Philosophie, Theologie und Medizin. Der ‚größte Mensch des Jahrhunderts' (so Albert Einstein über den Urwaldarzt) blickte vom Marmeladen-Eimer auf: ‚Weil ich gebildet bin.' "

Und noch eine „Bildungsanekdote". Schweitzer, der sich durch Bescheidenheit und gesunden Humor auszeichnete, antwortete einem Neugierigen auf die Frage, wie er zu seinen drei Doktorhüten gekommen sei: „Ach, das geschah eigentlich ganz folgerichtig. Den dritten Doktorhut bekam ich, weil ich bereits zwei hatte, den zweiten, weil ich bereits Doktor war, und den ersten erhielt ich, weil ich noch keinen hatte."

* * *

Das Kapitel wäre unvollständig, fänden nicht auch die von Schweitzer geliebten Tiere darin ihren Platz. Tiere gehörten in Lambarene ja wie selbstverständlich zur dörflichen Spitalgemeinschaft – als Bewohner oder Patienten. Schweitzer wollte den schwarzen Patienten und ihren Angehörigen im Spital Lebensbedingungen bieten, die ihren gewohnten Alltagsumständen möglichst nahe kamen. Walter Munz erzählte in einem der „Berichte aus Lambarene" (28/1964) von einem äußerst ungeselligen tierischen Mitbewohner und Schweitzers selbstironischem Verständnis: „Alle Tiere im Spital sind verträglich und zutraulich, nur der cholerische Truthahn nicht, der den Hofplatz bewacht. Jeder hat Ärger mit ihm, doch der Patriarch nimmt ihn in Schutz: ‚Pardon, er ist eben so, und mir ist er seit Langem lieb, weil er in dem gleichen Wahn lebt wie ich: Er meint auch, er sei der Herr vom ganzen Spital.' "

Ein Hund bereitete Schweitzer Sorgen, weil er ständig den anderen Tieren des Spitals nachstellte. Nach der Verleihung des Friedensnobelpreises sprach Schweitzer dem vierbeinigen Jagdfrevler heftig ins Gewissen: „Das muss jetzt aufhören, sonst wird uns der Preis wieder aberkannt."

Eine bezeichnende Anekdote verdanken wir Theodor Heuss, der sie in seiner Laudatio zur Verleihung des Friedenspreises des Deutschen Buchhandels an Albert Schweitzer zu Gehör brachte. Joseph Goebbels, nationalsozialistischer Propagandaminister, lud 1935 Schweitzer zu Konzerten und Vorträgen nach Deutschland ein, wohl um den Nazis die Popularität und Beliebtheit des berühmten Mannes zunutze zu machen. Er unterzeichnete das entsprechende Schreiben nach den damaligen großprotzigen Gepflogenheiten „Mit deutschem Gruß".

Schweitzer, der die braune Ideologie längst angewidert durchschaut hatte, lehnte ab und unterzeichnete sein höfliches Antwortschreiben „Mit zentralafrikanischem Gruß".

Zu Beginn der Dreißigerjahre erbaten Pariser Presseleute von dem inzwischen weithin bekannten Urwalddoktor biografische Angaben „für alle Fälle" (sprich: für den Fall, dass Schweitzer unvorhergesehen etwas zustoßen sollte). Das Honorar für diese biografischen Details nutzte Schweitzer, um einige Freunde zu einem festlichen Souper in ein feines Pariser Restaurant einzuladen. Auf ihre neugierige Anfrage nach dem Beweggrund für diese noble Geste antwortete Schweitzer: „Hitte z'owe tüen mer min Nekrolog verfrässe" (Heute Abend verfressen wir meinen Nekrolog).

Und schließlich machte sich der alte Doktor sogar Gedanken über eine passende Grabinschrift, wenn er einst in Afrikas Erde ruhen sollte. Für den (freilich unwahrscheinlichen) Fall, dass er einst von den Nachfahren gabunesischer Kannibalen verspeist werden sollte, ordnete er an, die letzte Ruhestätte für seine dann noch spärlichen Überreste mit den Worten zu zieren: „Wir haben ihn gegessen, den Doktor Albert Schweitzer. Er war gut bis zu seinem Ende."

Es gäbe noch vieles Heiter-Anekdotisches zu erzählen und vermutlich auch noch einiges zu entdecken. Schweitzer rückt uns in diesen Geschichten menschlich noch einmal näher, und dies dürfte ganz in seinem Sinne gewesen sein: Auf dem Sockel der (Pseudo-)Heiligkeit hätte er es nicht ausgehalten.

Zur Aktualität Albert Schweitzers

Der Tag, an dem ich dieses Kapitel zu schreiben beginne, überfällt mich mit einer Schlagzeile in der Tageszeitung: *Alle paar Sekunden verhungert ein Kind.* Womit wir beim Thema wären. Jedes Jahr lassen immer noch Millionen Kinder ihr kaum begonnenes Leben, weil ihnen das Grundlegende und Unverzichtbare zur Erhaltung und zum Wachstum eines gesunden Körpers vorenthalten bleibt: die Nahrung. Viele hundert Millionen Menschen auf diesem Planeten sind chronisch unterernährt ...[3]

Schweitzers Aufruf zur Ehrfurcht vor dem Leben ist nicht zuerst Gegenstand akademischer Diskussionen; es ist nicht entscheidend, ob sie von Fachgelehrten befürwortet oder verworfen wird. Sie ist ein Appell, ein Appell zunächst an jeden Einzelnen: Wo kann ich Ernst machen mit dem Ehrfurchts- und Liebespostulat? Wo kann ich mit dazu beitragen, dass mehr Menschlichkeit, Liebe, Wärme, Herzlichkeit zwischen den Menschen ist? Wo kann ich helfen, Not und Leid zu lindern? Selbstverständlich

3 Nach den jüngsten Zahlen (2021) von UNICEF und der Welthungerhilfe starb zuletzt alle dreizehn Sekunden ein Kind an Hunger; fast 700 Millionen Menschen hungern, Tendenz jüngst wieder steigend, rund zwei Milliarden leiden an Mangelernährung (Anm. S. L.).

ist es wichtig, dass Schweitzers Ethik auch auf theoretischer, akademischer Ebene diskutiert und analysiert wird. Aber seine Philosophie ist vor allem eine Philosophie der Aufforderung. Er fordert uns auf, das „Nebenamt" zu finden, in dem wir beitragen können zur Linderung von Leid und Not; er fordert uns auf, unseren Verstand zu gebrauchen, um das Notwendige, das Not Wendende zu tun; er fordert uns auf, das Leben heilig zu achten.

Es gibt eine kleine Geschichte, die mehr als tausend gelehrte Worte deutlich macht, worum es Schweitzer ging. Er war mit einem Freund unterwegs. Sie trafen auf einen Bettler, der vorgab, blind zu sein. Schweitzer gab diesem Bettler ohne Zögern eine größere Geldmünze. Im Weitergehen drehte sich der Begleiter um und sah, wie der „blinde" Bettler die Münze genau begutachtete. „Der ist ja gar nicht blind!", so sein empörter Kommentar. Schweitzer ging ruhig weiter und meinte nur: „Gott sei Dank kann der arme Kerl wenigstens noch sehen."

Diese Geschichte hat symbolischen Charakter. Schweitzer hat erkannt, dass der Mann am Wegesrand in Not war. Selbst wenn er eine andere Not vortäuschte: Gewiss saß da keiner, der aus purer Verlogenheit bettelte, sondern jemand, der sich tatsächlich in irgendeiner Notlage befand. Schweitzer ließ sich davon anrühren und „half".

Die Hilfe gegenüber bedürftigen Mitmenschen ist die elementarste Form der Ehrfurcht vor dem Leben. Dies zu betonen ist Schweitzer nicht müde geworden: „Als tätiges Wesen kommt er [der denkend gewordene Mensch] in ein geistiges Verhältnis zur Welt dadurch, dass er sein Leben nicht für sich lebt, sondern sich mit allem Leben, das in seinen Bereich kommt, eins weiß, dessen Schicksale in sich erlebt, ihm, soviel er nur immer kann, Hilfe bringt und solche durch ihn vollbrachte Förderung und Errettung von Leben als das tiefste Glück, dessen er teilhaftig werden kann, empfindet." So schrieb er im Schlusskapitel seines autobiografischen Buches „Aus meinem Leben und Denken" (1931). Weiter heißt es dort: „Die Ethik der Ehrfurcht vor dem Leben ist die ins Universelle erweiterte Ethik der Liebe. Sie ist die als denknotwendig erkannte Ethik Jesu."

Ich habe das Hungerproblem an den Anfang dieses Kapitels gestellt, weil nicht zuletzt von seiner Lösung abhängt, ob es uns gelingt, die Welt gerechter und humaner zu gestalten. Es wird keinen Frieden unter den Menschen geben können, solange die schreiende Ungerechtigkeit der ungleichen Verteilung der Schöpfungsgaben nicht gelöst wird. Nirgends ist Schweitzers Ethik der Ehrfurcht vor dem Leben aktueller als in diesem Punkt. Schweitzer hat Jesu Gleichnis vom reichen Mann und vom armen Lazarus kollektiv gedeutet und darin die Verantwortung der reichen, satten Nationen gegenüber dem schuldlos unterentwickelten Teil der Menschheit erkannt: „Das Gleichnis vom reichen Mann und vom armen Lazarus schien mir auf uns geredet zu sein. Wir sind der reiche Mann, weil wir durch die Fortschritte der Medizin im Besitze vieler Kenntnisse und Mittel gegen Krankheit und Schmerz sind. Die unermesslichen Vorteile dieses Reichtums nehmen wir als etwas Selbstverständliches hin. Draußen in den Kolonien aber sitzt der arme Lazarus, das Volk der Farbigen, das der Krankheit und dem Schmerz ebenso wie wir, ja noch mehr als wir unterworfen ist und keine Mittel besitzt, um ihnen zu begegnen. Wie der Reiche sich aus Gedankenlosigkeit gegen den Armen vor seiner Türe versündigte, weil er sich nicht in seine Lage versetzte und sein Herz nicht reden ließ, so auch wir."

Auch auf anderen Gebieten ist Schweitzers Aufforderung zur Ehrfurcht vor dem Leben von bedrückender Aktualität. Denken wir etwa an die *Gentechnologie*. Der Theologe und Biologe Günter Altner hat schon vor Jahren in seinem Buch „Leben auf Bestellung?" auf „das gefährliche Dilemma der Gentechnologie" (so der Untertitel) hingewiesen. Altner ist sich bewusst, dass sich das Rad der Geschichte nicht zurückdrehen lässt. Der Mensch macht, was der ambivalente Fortschritt in Wissenschaft und Technik machbar macht – oft ohne zu hinterfragen, ob das ethisch vertretbar ist. „Angesichts der durch Gentechnik eröffneten atemberaubenden Manipulationsmöglichkeiten geht es um die brennend wichtige Frage, wie und auf welchem Wege wir weiter voranschreiten wollen und dürfen: Veränderung des Artenbildes, gentechnisches Zurechtschneiden der Lebensformen nach Wunsch, Pläsier und Nutzungswillkür, Anpassung der Natur an die Absatzinteressen der Industrie? Das alles wird, wenn es soweit ist, auch vor dem Menschen nicht Halt machen." Gerade in diesem noch recht jungen Zweig naturwissenschaftlichen Forschens stehen wir vor großen ethischen Grundsatzfragen. Dürfen wir alles, was wir können? Widerspricht es nicht der Ehrfurcht vor dem Leben, wenn der Mensch sich aufmacht, Leben (auch menschliches) nach Belieben zu manipulieren? Ist es erlaubt, mit menschlichen Embryonen zu experimentieren, sie so zu behandeln, als wären sie keine Lebewesen? Ganz im Sinne der Schweitzerschen Ehrfurchtsethik, mit der er sich in mehreren Büchern beschäftigt hat, schreibt Altner: „Je einflussreicher die durch den Menschen entwickelten Manipulationsmöglichkeiten, desto größer die Gefahr der Hybris. Nur wer das Geheimnis der ureigentlichen Wahrheit in den wechselnden Mustern und Symmetrien des Lebens ahnt, weiß, was er tut."

Ein weiteres Problemfeld, in dem Schweitzers Ethik der Ehrfurcht vor dem Leben von höchster Aktualität ist und mit der er sich – wie beschrieben – selbst schon intensiv beschäftigt hat, ist die *Atomtechnologie.* Dabei geht es nicht allein um die Existenz nuklearer Waffen, gegen die Schweitzer mahnend seine Stimme erhoben hat. Es geht auch um die sogenannte „friedliche" Nutzung der Atomkraft. Atomkraftwerke sind keineswegs, wie immer wieder behauptet wird, eine sichere, saubere, umweltfreundliche Technologie. Manche tun so, als hätte die Katastrophe von Tschernobyl [und die von Fukushima im Jahr 2011] nie stattgefunden. Und immer noch ist das Problem der Endlagerung des atomaren Restmülls ungelöst. Wir haben es hier mit hochgefährlichem Abfall zu tun, der auch in Jahrtausenden noch seine tödliche Strahlkraft haben wird. Wie problematisch die Lagerung in ausgedienten Salzstöcken ist, hat sich immer wieder gezeigt. Auch das Thema der nuklearen Massenvernichtungsmittel ist längst nicht vom Tisch. Internationale Abrüstungsbemühungen sind löblich, aber nur ein erster und ganz kleiner Schritt hin zum fernen Ziel einer atomwaffenfreien Welt. Doch wir wiegen uns in falscher Sicherheit, wenn wir glauben, die Gefahr einer atomaren Katastrophe sei ein für allemal gebannt. Immer noch lagern zahllose Nuklearwaffen einsatzbereit in den Arsenalen der Atommächte. Und ihre Produktion verschlingt weiterhin nicht verantwortbare Summen von Geld, die zur Lösung humanitärer Probleme so viel sinnvoller verwendet werden könnten. Das Vernichtungspotenzial der Atomwaffen reicht nach wie vor dazu aus, die Menschheit mehrfach auszurotten und dem irdischen Leben irreversible Schäden zuzufügen. Dass politisch unberechenbare Staaten wie Nordkorea oder der Iran sich anschicken, eigene Atombomben zu produzieren, verschärft das Problem. Pakistan und Indien, die beiden nicht gerade verbrüderten Nachbarstaaten verfügen über nukleare Vernichtungswaffen. Dieses Damoklesschwert schwebt nach wie vor über den Köpfen der Menschen, und seit dem erstmaligen kriegerischen

Einsatz dieser Waffen gegen die japanischen Städte Hiroshima und Nagasaki hat uns die Politik mehrfach in Situationen geführt, in denen wir erkennen mussten, wie gefährlich dünn der Faden ist, an dem das todbringende Schwert hängt. Die Kuba-Krise 1963, mehrfache technische Pannen in den jeweiligen Frühwarnsystemen haben uns nicht nur einmal an den Rand der atomaren Katastrophe geführt.

Mir ist immer noch lebhaft eine Szene vor Augen, die sich nach dem terroristischen Anschlag auf den Nord- und Südturm des World-Trade-Centers in New York am 11. September 2001 abspielte. Im Fernsehen wurden Filmausschnitte einer aufgebrachten Menschenmenge gezeigt, die in menschlich verständlicher Wut Vergeltung für den Zerstörungsakt verlangte, der mehr als 3 000 Menschenleben kostete. Einige der erregten Demonstranten forderten gar einen atomaren Vernichtungsschlag gegen die Urheber des Anschlags. Im Visier der Vergeltung waren Afghanistan und der Iran, die beiden Länder also, gegen die auf Präsident G. W. Bushs Geheiß (und auf der Grundlage von Lügen) wenig später militärisch vorgegangen wurde. Es gab damals Pressegerüchte, dass die Bush-Administration selbst den Einsatz sogenannter taktischer Atomwaffen erwogen habe, bevor sie sich doch für eine „nur“ konventionelle Kriegsführung entschied. Nicht auszudenken, was andernfalls geschehen wäre! Zudem ist zu beachten, welche unkalkulierbare Gefahr es bedeuten würde, wenn Terroristen die Verfügungsgewalt über Nuklearwaffen erlangen oder in den Besitz „schmutziger Bomben“ kommen, die bei ihrer Explosion die Umgebung mit radioaktivem Material verseuchen ...

Schlagen wir den Bogen zurück zu Schweitzers ethischem Grundanliegen. Selbst wenn es gelänge, in gemeinsamer Anstrengung die Abschaffung aller Nuklearwaffen vertraglich zu vereinbaren und verpflichtend zu machen: Das Wissen um die Herstellung der Massenvernichtungsmittel ist nicht mehr abzuschaffen. Es wird, solange es Menschen auf diesem Planeten gibt, verfügbar und damit jederzeit wieder aktivierbar sein. So bleibt eigentlich nur ein Weg, wenn uns eine humanere, gerechtere, friedfertigere Zukunft beschieden sein soll; es ist der Weg, den Schweitzer so beharrlich und besorgt eingefordert hat: Immer mehr Menschen müssen in ihrem Denken und Fühlen zu der Einsicht gelangen, dass das Leben auf dieser Erde etwas Heiliges und Erhaltenswertes ist. Erst wenn die Grundeinstellung der Ehrfurcht vor dem Leben in den Köpfen und Herzen der Menschen Eingang findet, werden wir vorankommen auf dem beschwerlichen Weg in eine lebensfreundlichere, friedliche Zukunft. Schweitzer hat, wie ausgeführt, denkerisch untermauert, dass wir um der Erhaltung des irdischen und damit auch des menschlichen Lebens willen eine solche Haltung der Ehrfurcht vor dem Leben brauchen.

Hören wir noch einmal Schweitzer selbst. In einer Ansprache am 26. Mai 1962, noch zu Zeiten des „Kalten Krieges", sagte er in Lambarene:

„Seit Jahren haben immer wieder neue Verhandlungen über ein solches (Abrüstungs-)Abkommen stattgefunden. Nie aber gelang es, sich über eines, das für beide Teile genügende Garantien enthielt, zu einigen. Was soll dann aus uns werden? Der Osten und der Westen können sich, in A-Waffen starrend, nicht weiter in der feindlichen Gesinnung des Kalten Krieges gegenüberstehen. Die Gefahr, dass in solcher Situation ein Atomkrieg durch irgendein Ereignis Tatsache wird, ist zu groß. Wer mit dem, was in unserer Zeit vorgeht, beschäftigt ist, weiß, dass schon mehrmals im Laufe der Jahre dieses Furchtbare sich beinahe ereignet hätte.

Ein Atomkrieg ist ein sinnloses Geschehen. Er kann praktisch nichts entscheiden. Sein Ergebnis kann in nichts anderem als nur in einer ins Grenzenlose gehenden grausigen Vernichtung von Menschenleben bestehen. Der Westen wie der Osten haben nichts anderes als nur dies von ihm zu erwarten.

Wir können auch nicht in der Lage verbleiben, immer weiter in vervollkommneten A-Waffen aufzurüsten. Diese neuesten Wunderwerke der Technik kommen so teuer zu stehen, dass sie den wirtschaftlichen Ruin der aufrüstenden Völker im Gefolge haben. Dies beginnt in den Rüstungsausgaben, die sie 1961 zu machen hatten und 1962 in noch höherem Maße zu machen haben, offenbar zu werden.

In der Lage, in der wir uns befinden, sind wir auf die Hoffnung angewiesen, dass im Westen wie im Osten die Not der Zeit vernünftigen Politikern den Mut eingeben wird, sich gegenseitig als ein bisschen vertrauenswürdig anzusehen und miteinander ein Abrüstungsabkommen zu unterzeichnen, in dem diese und jene Garantie nicht enthalten ist, weil man sich über sie nicht theoretisch einigen konnte.

Dieses Wagnis eines ganz bescheidenen gegenseitigen Vertrauens wird eine neue Atmosphäre in den Beziehungen zwischen dem Osten und dem Westen schaffen. Das durch die Not eingegebene sachliche Einigwerden über Verzicht auf A-Waffen ist aber nur etwas Provisorisches. Die Regierungen können wechseln. Schaffung von A-Waffen kann aufs Neue unternommen werden.

Was denn kann dem Abkommen ... Dauer verleihen? Solches vermag nur das Entstehen von etwas Geistigem in Ost und West. Dieses Geistige wird vorhanden sein, wenn im Osten und im Westen eine die A-Waffen vertreibende öffentliche Meinung aufkommt. Diese kann nur dadurch entstehen, dass im Westen wie im Osten ein vernünftiges Denken zur Macht kommt, das nüchtern über die Dinge urteilt und die A-Waffen … verurteilt. Durch diese gemeinsame öffentliche Meinung werden der Osten und der Westen in überzeugender Weise füreinander vertrauenswürdig. Aber noch eine tiefer begründete Ablehnung der A-Waffen als die aus Vernunftgründen muss kommen: die durch ethische Kulturgesinnung eingegebene. Durch die A-Waffen sind wir, ohne uns dessen recht bewusst zu werden, von dem Wege zur ethischen Kultur abgekommen. Indem wir bereit waren, diese grausigen, unmenschlichen Waffen anzuwenden, sind wir, ohne es uns einzugestehen, unmenschlich geworden. In ihrem Banne haben wir aufgehört, Kulturmenschen zu sein. Dieses furchtbare Kapitel in der Geschichte der Menschheit soll ein Ende haben. Unser Bemühen muss darauf gehen, uns wieder auf den Weg zur ethischen Kultur zurückzufinden und unbeirrbar auf ihm zu verbleiben."

Die geopolitischen Konflikte haben sich verschoben. Das von Schweitzer hier angesprochene Grundproblem ist geblieben.

Kommen wir zu einem weiteren großen Problemfeld, in dem uns schon jetzt unvorstellbare Folgen für die irdische Lebenswelt prognostiziert werden: zu dem durch unverantwortliches menschliches Tun maßgeblich mit verursachten *Klimawandel.* Zahlreiche Studien, etwa die des Versicherungskonzerns Allianz und der Umweltstiftung WWF (World Wide Fund For Nature), schlagen Höchstalarm. Bis 2050 – so die Kernaussagen der Studie – wird das Weltklima an zwölf Brennpunkten kippen, mit katastrophalen Folgen für die menschlichen Lebensräume und die gesamte Biosphäre. Von Schäden in zweistelliger Billionenhöhe ist die Rede (wir Menschen scheinen immer erst dann aufmerksam zu werden, wenn von Geld gesprochen wird). Als die gravierendsten Brennpunkte in naher Zukunft hat man die Eisschmelze an den Polen, extreme Dürreperioden vor allem in Kalifornien und Südeuropa, einen veränderten Sommermonsun in Indien sowie ein massives Baumsterben in den noch riesigen Urwaldflächen des Amazonas ausgemacht. Wenn durch das Abschmelzen der Polkappen der Meeresspiegel ansteigt, wird dies über hundert Millionenstädte in Küstennähe betreffen. Sturmfluten werden dort unvorstellbare Schäden anrichten. Wenn wir ohne Gegenmaßnahmen zulassen, dass große Teile des Amazonas-Regenwaldes absterben [und immer noch abgeholzt werden], so werden dadurch zusätzlich große Mengen an schädlichem Kohlendioxid freigesetzt. Durch eine Verschiebung des indischen Sommermonsuns drohen große Teile der Himalaya-Gletscher wegzuschmelzen, wodurch etwa eine Milliarde Menschen, die in den von der Schmelze betroffenen Gebieten hauptsächlich von der Landwirtschaft leben, in ihrer Existenz bedroht sind. Probleme in der Wasserversorgung, Schäden in der Landwirtschaft, Bedrohung der Wälder werden die irreversiblen Folgen sein, wenn Extremdürren und – oft von Menschen selbst gelegte – Waldbrände weiterhin Kalifornien und die Länder Südeuropas heimsuchen.

Die Schreckensszenarien beginnen schon bittere Realität zu werden. Wir müssen endlich alles Menschenmögliche tun, um ihnen entgegenzusteuern. Doch wie beschämend sind die faktischen Ergebnisse der bisherigen sogenannten Klimagipfel! Da werden notwendige Entscheidungen zur Reduzierung des von Menschen verursachten Kohlendioxid-Ausstoßes einfach blockiert oder hinausgezögert, weil man kurzfristige nationale Interessen über das Wohl der Menschheit stellt. Wenn wir nicht begreifen, dass Ehrfurcht vor dem Leben unser leitendes Motiv sein muss, dann werden wir weiter das kümmerliche Flickwerk kurzsichtigen Krisenmanagements betreiben, blind darauf vertrauend, es werde schon irgendwie alles gut gehen. Im Übrigen sind *alle* an ihrem Platz gefordert. Allzu naiv wäre das Motto: Die da oben kriegen das schon hin ... Schweitzers Appell an die Verantwortung sowohl der Entscheidungsträger als auch jedes *Einzelnen* – im Rahmen der je eigenen Einflussmöglichkeiten – erweist sich auch hier als brandaktuell.

Ein weiteres Thema kann in diesem Kapitel nicht fehlen: *die Pädagogik*. Schweitzer war ein pädagogisch denkender Mensch. Ehrfurcht vor dem Leben war für ihn auch eine erzieherische Zielsetzung. Wenn er Menschen zum elementaren Nachdenken bringen wollte, wenn er ihnen den Respekt vor allem Lebendigen ans Herz legen wollte, wenn er sie zur ethischen Gesinnung bringen wollte, so waren das allesamt pädagogische Anliegen. In einer Zeit, da Bildung immer mehr auf pure Ausbildung reduziert zu werden droht, ist zu befürchten, dass diese Schweitzerschen Grundanliegen aus dem Blickfeld geraten. Solide schulische Ausbildung ist nötig, das steht außer Frage. Aber sie muss einhergehen mit dem, was man so altmodisch als Herzensbildung bezeichnet. Im Grunde ist die Erziehung zur Ehrfurcht vor dem Leben eine umfassende Form der Herzensbildung. Vernachlässigen wir diese Dimension erzieherischen Wirkens, dann bilden wir nur noch funktionierende Menschen aus, aber erziehen nicht mehr zum denkenden, fühlenden Mitmenschen.

Als Schweitzer 1923 im ersten Teil („Verfall und Wiederaufbau der Kultur“) seiner „Kulturphilosophie“ die geistige Situation der Zeit analysierte, schrieb er zum Thema Pädagogik: „In allen Berufen, am meisten vielleicht in der Wissenschaft, tritt die geistige Gefahr des Spezialistentums für den Einzelnen wie für das allgemeine Geistesleben immer deutlicher hervor. Schon macht sich auch bemerkbar, dass die Jugend von solchen unterrichtet wird, die nicht mehr universell genug sind, um ihr die Zusammenhänge der Einzelwissenschaften zum Bewusstsein zu bringen und ihr die Horizonte in ihrer natürlichen Weite aufzubauen ... In der Verwaltung, im Unterrichtswesen und in jeder Art von Betrieb wird der natürliche Spielraum der Betätigung durch Beaufsichtigung und Verordnungen soweit als möglich eingeengt. Wie unfrei ist in manchen Ländern der Volksschullehrer von heute, verglichen mit dem von früher! Wie unlebendig und unpersönlich ist sein Unterricht durch diese Beschränkung geworden! ... Das normale Verhalten von Mensch zu Mensch ist uns erschwert. Durch die Hast unserer Lebensweise, durch den gesteigerten Verkehr und durch das Zusammenarbeiten und Zusammenwohnen mit vielen auf engem Raum kommen wir fortwährend und in mannigfachster Weise als Fremde mit Fremden zusammen ... Die Affinität zum Nebenmenschen geht uns verloren. Damit sind wir auf dem Wege zur Inhumanität. Wo das Bewusstsein schwindet, dass jeder Mensch uns als Mensch etwas angeht, kommen Kultur und Ethik ins Wanken." – Schweitzer hat damit, so scheint mir, einen Nerv auch unserer Zeit getroffen.

Die Liste der Problembereiche, in denen sich die Aktualität der Schweitzerschen Ethik erweist, ließe sich mühelos verlängern. Wie etwa sieht es aus mit dem ethischen Problem des Abbruchs von Schwangerschaften; wie mit der Frage nach aktiver und passiver Sterbehilfe? Was bedeutet die Haltung der Ehrfurcht vor dem Leben im Hinblick auf unser Verhältnis zu den Tieren? Noch immer gibt es Massentierhaltung; noch immer werden Tiere in unnötigen Experimenten gequält, getötet; noch immer rotten wir Jahr für Jahr ungezählte Tier- und auch Pflanzenarten auf diesem Planeten aus. Und weiter: Wie steht es mit dem großen Bereich der sogenannten Unterhaltungsindustrie? Und nicht zuletzt: Was bedeutet die Ehrfurcht vor dem Leben ganz konkret für *meinen* Umgang mit den Mitmenschen, Mitgeschöpfen? Es ist ja so leicht, die Verantwortung für die großen globalen Probleme an die Politiker, an die Experten, an die Mächtigen zu delegieren. Doch nach Schweitzer ist, wie ausgeführt, eine jede, ein jeder gefordert, „denkend zu werden", den eigenen Verstand zu gebrauchen, sich selbst zu hinterfragen, in Dialog mit anderen zu treten. Seine Ethik war zunächst Individualethik. Er hat nicht zuletzt darauf gehofft, über die Veränderung des Bewusstseins beim Einzelnen eine Veränderung bei vielen Mitmenschen zu bewirken, was öffentlich wirksames Engagement durchaus einschließen kann.

* * *

Es gibt eine ganze Reihe von Publikationen, die sich mit der Frage nach Schweitzers Aktualität beschäftigen, so die große Reihe „Beiträge zur Albert-Schweitzer-Forschung". Hinweisen möchte ich insbesondere auf den zehnten Band, „Leben nach Maß – zwischen Machbarkeit und Unantastbarkeit", in dem es um die Biotechnologie im Licht des Denkens von Albert Schweitzer geht, und auf den ersten Band („Albert Schweitzer heute"), in dem eine Vielzahl ausgewiesener Sachkenner zu Wort kommt. Der 2001 verstorbene große Schweitzer-Kenner Richard Brüllmann hat eine andere Buchreihe initiiert: die Albert-Schweitzer-Studien (seit 1991). Auch hier finden sich zahlreiche Informationen zur Aktualität Schweitzers.

Hingewiesen sei sodann auf das umfangreiche Grundlagenwerk von Eberhard Schockenhoff [1953–2020] mit dem Titel „Ethik des Lebens – Grundlagen und neue Herausforderungen" (2009); es enthält auf mehr als zwanzig Seiten eine kritische Auseinandersetzung mit der Ethik der Ehrfurcht vor dem Leben.

Und zu guter Letzt sei das ermutigende Werk „Projekte der Hoffnung“ (hg. von Geseko von Lübke und Peter Erlenwein) genannt. Zwölf Träger des „Alternativen Nobelpreises“ (*Right Livelihood Award*) stellen ihre Projekte vor und zeigen damit eindrucksvoll, wie durch engagiertes Eintreten für Umwelt, Frieden, Menschenrechte menschenwürdige Wege der Globalisierung begangen werden können.

Ausklang

Zu Beginn dieses Buches haben wir uns auf den Menschen Albert Schweitzer einzustimmen versucht. In der Rückschau haben wir sein Leben mit seinen Höhen und Tiefen betrachtet, sein Lebenswerk Lambarene angeschaut. Wir haben seine beiden zentralen Botschaften, die Ehrfurchtsethik und die Friedensappelle, vernommen und den ernsthaften Denker auch als humorvollen Menschen kennengelernt. Schließlich haben wir gefragt, was uns Albert Schweitzer heute zu sagen hat. Es sei mir erlaubt, das Buch mit einem persönlichen Wort ausklingen zu lassen.

Beim Schreiben hatte ich auch Leserinnen und Leser im Blick, die zuvor noch nicht viel von Albert Schweitzer gehört haben; Menschen, die offen sind für die kraftvolle Güte und Liebe, wie sie Schweitzer ausstrahlte; Menschen, die auf der Suche sind nach glaubwürdigen ethischen Konzepten; Menschen, die sich nicht abfinden wollen mit Tendenzen einer emotionalen Verrohung und Abstumpfung in Politik und Wirtschaft; Menschen, die nicht resignieren angesichts des globalen Raubtier-Kapitalismus; Menschen, die den Mut haben, Liebe und Herzenswärme in diese Welt zu tragen und dafür in Kauf nehmen, als naive „Gutmenschen“ belächelt zu werden; Menschen, die nach Vorbildern suchen, um Orientierung zu finden in dieser hektischen Welt; Menschen, die nicht nur jammern über die negativen Entwicklungen und Zustände auf diesem Planeten, sondern mithelfen und anpacken wollen, um Not zu lindern und Missstände zu beseitigen.

Solche Menschen, davon bin ich überzeugt, können Hilfe finden und Kraft schöpfen bei Albert Schweitzer: Die Auseinandersetzung mit seiner Ethik der Ehrfurcht vor dem Leben kann eine Art geistiger Kompass sein. In vielen Vorträgen und Unterrichtsstunden habe ich dies erlebt.

Mehrere Jahrzehnte sind vergangen, seit Albert Schweitzer in Lambarene verstarb. Die Zahl derer, die ihn noch persönlich gekannt haben, nimmt naturgemäß ab. Doch sein Vermächtnis verdient es, lebendig zu bleiben. Das vorliegende Buch versteht sich in diesem Sinn auch als bescheidener Beitrag wider das Vergessen. Namen wie Albert Schweitzer, Bertha von Suttner, Albert Einstein, Mahatma Gandhi, Martin Luther King, Dietrich Bonhoeffer, Erich Fromm und viele andere, die sich für Wahrhaftigkeit und Frieden engagiert haben, dürfen nicht in den Schubladen der Geschichte abgelegt werden; denn sie haben uns gerade heute viel zu sagen. Für den unendlichen Kosmos mag es unerheblich sein, ob irgendwann das Leben auf der Erde erlischt, möglicherweise vorzeitig durch menschliches Verschulden. Uns aber, die wir jetzt Verantwortung tragen für die Schöpfung, darf das Schicksal der Erde nicht gleichgültig sein.

Sich darauf zu besinnen – das war das große Anliegen Albert Schweitzers.

Am Schluss dieses Buches soll Albert Schweitzer noch einmal selbst zu Wort kommen. In einer seiner zwölf Predigten über ethische Probleme, die erst im Jahre 1974 zusammenhängend erschienen sind, heißt es:

„Was ist das ewige Leben?
Unsere Hoffnung.

Was ist *ein Christ sein*?
Den Geist Christi in sich tragen.

Was ist Liebe?
Güte und Barmherzigkeit zu allen Wesen.“

Anhang

Zeitzeugen über Albert Schweitzer

Jeden, der mit Schweitzer Kontakt hatte, dürfte zweierlei frappiert haben: die einfache, ungezwungene, herzliche Art seines Verhaltens und sein unermüdliches Interesse für die verschiedensten Gebiete der Tätigkeit, sein Bedürfnis, sich sachgemäß zu informieren, etwas Neues hinzuzulernen und die eigenen Kenntnisse anderen zugutekommen zu lassen. Und weil dasselbe sich überall abspielt, wo er hinkommt, und weil neben die europäische Erfahrung die afrikanische tritt, verfügt Schweitzer über ein präzises Wissen universaler Art, das ihm einen ganz eigenartigen Überblick über die heutigen Verhältnisse erlaubt. Lambarene hat längst aufgehört, ein verlorener Ort im Urwald zu sein.

Robert Minder, 1960

Gestern Abend ruhte Schweitzer einen Augenblick auf der Treppe vor seinem Zimmer aus und gebot mir, mich daneben zu setzen. „Man kann Sie selten einen Augenblick erwischen", sagte ich etwas unangemessen. „Ich erwische mich selber nicht", war die Antwort. Dann erhob er sich überraschend leicht und ging, den Pelikan zu füttern. Der Gang – leicht gebeugt – ist zielstrebig. Mir begegnet ein Mann von stämmiger Figur, in der Kraft und Energie ihren altgewohnten Platz haben. Die Gesichtsfarbe ist frisch und überaus gesund, die Sprache lebhaft und bestimmt. Das leicht singende Auf und Ab seiner Stimme ist gemütlich und anheimelnd. Unter unbezähmbarer Frisur ruht ein forschendes Auge, glänzend und lebenszugewandt. Wo liegt das

Geheimnis, dass man bei Albert Schweitzer – in einem Alter, das die meisten anderen nicht mehr erreichen – ganz andere Maßstäbe anlegt vom Bleiben und Dauern?

Harald Steffahn, 1961

Doktor Schweitzer faltet die Hände: „Danket dem Herrn, denn er ist freundlich, und seine Güte währet ewiglich. Amen." Ich hörte in meinem Leben viele Menschen beten, selten einen, bei dem ein stereotypes Gebet als tagtägliche Formel so innig und überzeugend und gleichzeitig so unpathetisch und ohne falschen Ton über die Lippen kam. Es sind immer die gleichen Worte, und sie haben täglich den gleichen Klang, aber das ‚denn er ist freundlich' kommt jedes Mal wie der Ausdruck einer freudigen Überraschung, einer ganz neuen Offenbarung.

Roman Brodmann, 1962

Dass jemand, der der Welt des abendländischen Geistes als vielfach ausgewiesener Vollbürger angehörte, der aus dieser Teilhabe das Vermögen gewonnen hatte, sich von den Beweggründen und Zielen des eigenen Tuns bis ins Letzte und Grundsätzliche hinein Rechenschaft zu geben – dass ein solcher Mensch den Reizen der Kultur den Rücken kehrte, um den Armseligsten der leidgeplagten Menschheit ihr Los zu erleichtern: das war ein Beginnen, das durch den in ihm liegenden Verzicht jeden Gedanken an ein Hineinspielen selbstischer Regungen ausschloss. Hier fand sich ein Mensch, der wirklich bereit war, allem, was das Leben schmückt, zu entsagen, und zwar nicht aufgrund einer vorübergehenden Wallung des Gemüts, sondern in eindringender Würdigung der in Betracht zu ziehenden Gründe und Gegengründe.

Theodor Litt, 1962

Sein Entschluss [als Arzt nach Afrika zu gehen] ist damals gerade von Freunden und Bewunderern scharf kritisiert worden. Er habe kein Recht, meinten die Angehörigen der von ihm gegründeten Bachgesellschaft, die begonnene Aufgabe zu vernachlässigen. Schweitzer blieb fest. Für ihn war die ethische Verpflichtung größer als die ästhetische. Kultur war von ihm als eine umfassendere Sendung erkannt worden. Seine große Tat war es, die Vita activa in den Dienst der Ärmsten und Hilflosen zu stellen und darüber die Vita contemplativa nicht zu vergessen.

Hans Heinz Stuckenschmidt, 1965

Vor einem solchen Manne versagen die konfessionellen Unterscheidungen des Katholizismus und Protestantismus, geschweige denn so armselige wie „liberal“ und „positiv“ evangelischer Theologen. Und ebenso müßig ist die Frage nach seiner philosophischen Richtung. Seine Persönlichkeit ist umfassender als jedes System und jede Doktrin. Und wenn philosophische Kritiker in seiner „Kulturphilosophie“ eine genügende Definition seines Lebensbegriffes vermissen und wenn Theologen der Meinung sind, dass sein Tun besser sei als seine theologische und philosophische Begründung desselben, so muss man sie reden lassen.

August Albers, 1925

Eine Fotografie des Doktors, die ein Amerikaner damals in diesem Arbeitszimmer gemacht hat, zeigt uns eine auffallend magere, fast hagere Gestalt und ein tragisch anmutendes Antlitz, das aus traurigen Augen in eine schwere Zukunft der Menschheit zu blicken scheint. Dies ist nicht der liebevolle Freund alles Lebendigen, der seine Tierlieblinge streichelt, der Naturfreund, der Musiker, der einen ergreifenden Choral spielt. Keinem von diesen gleicht der, der da im Halbdunkel seines engen Zimmers am

Schreibtisch sitzt. Dies ist ein Mensch, den es drängt, vom Frieden unter den Menschen und in den Menschen zu sprechen, dem aber die Stimme seines Gewissens befiehlt, von dem Elend zu schreiben, das über das Menschengeschlecht kommen wird, weil es sich vom Denken abwandte und gegen die Liebe rebellierte ... Ehrfurcht vor dem Leben ..., grenzenlose Verantwortung für alles, was Leben hat ... Ist das vielleicht die Antwort auf Buchenwald, auf Hiroshima, auf die Bedrohung der angstgepeitschten, von dem Gedanken des „Rette sich, wer kann“ durchdrungenen Menschen in unserem Zeitalter der Atomkräfte?

Hermann Hagedorn, 1945

Dieses Leben nun ist in der Tat wahrhaftig würdig, einmal Gegenstand einer heroischen Biografie zu werden; heroisch freilich nicht im alten Sinn des Militärischen, sondern in dem neuen, den wir als einzig gültigen anerkennen, des moralischen Heldentums, der völligen und dabei undogmatischen Aufopferung der Person an die Idee, jenes Heldentums, das in Menschen wie Gandhi und Romain Rolland ebenso wie in Albert Schweitzer die ruhmreichsten Formen unseres Zeitalters angenommen hat ...

Stefan Zweig, 1930

In einem Brief, den der Dirigent Bruno Walter an mich schrieb, heißt es: Albert Schweitzers Auftreten in Amerika sei von so ungeheurer Wirkung gewesen, wie sie in diesem Maße seit Jahren kein anderer Besucher gehabt habe. Dass in Japan jahrelang mehr Publikationen über Schweitzer erschienen als in Frankreich, gibt ebenfalls zu denken. So fühlen sich Menschen an den Enden der Welt, jenseits aller Unterschiede der Rasse, der Kultur und des religiösen Bekenntnisses, angerührt von dem Auftrag und dem vorbildlichen Leben Albert Schweitzers, das sie als Quelle der Erneuerung für Geist und Seele empfinden. Dieser große Mann wird von allen Menschen verstanden, weil er die Weltsprache des Herzens spricht und durch seine Lehre von der Ehrfurcht vor dem Leben – veneratio vitae – unsere Existenz und unsern Willen zum Leben aus der Vernunft gerechtfertigt hat.

Jacques Feschotte, 1949

Die christliche Tat ist mehr als die christliche Deutung, und so wird um Ihres Urwaldmedizinertums willen Ihnen nachgesehen, dass Sie keine theologische Dogmatik aufgebaut haben. Nun haben Sie aber, zwischen Philosophie und Theologie stehend, die Ethik als Grundvoraussetzung menschlicher Gemeinschaft neu zu fundamentieren versucht. Sie selber waren und sind nicht bloß „Individualität", sondern ein Individualist, mit einem herrlichen, auch robusten Freiheitsbewusstsein und Freiheitsdrang. Ihre Ethik ist, es mag seltsam klingen, Individualethik. Ich glaube, die Gruppe, der Stand, die Klasse, die Rasse, auch „das Volk" und „die Nation", all diese Dinge oder Begriffe haben Sie im Letzten nie sehr interessiert – aber diese Menschen, dieses Schicksal.

Theodor Heuss, 1951
(Rede zur Verleihung des Friedenspreises des Deutschen Buchhandels)

Seit dem tragischen Koreakrieg im Jahre 1950 ist die Verehrung für Albert Schweitzer in Korea besonders gestiegen. In den späteren Jahren waren seine wiederholten erregenden Appelle, die Atomwaffenversuche einzustellen, ein großer Trost und ein Hoffnungsstrahl, insbesondere für unser Volk, das immer noch in einem zweigeteilten Lande lebt und bei Kriegsausbruch von der Vernichtung bedroht ist. Aus dem geistigen Chaos der

Gegenwart sehen wir einen Weg in Schweitzers Mahnruf der Ehrfurcht vor dem Leben. Nach den zwei großen Katastrophen dieses Jahrhunderts mussten wir Koreaner noch einmal die bittere Tragödie des Koreakrieges von 1950 erleben, dem ungeheuer viele Menschen in so grausamer und jämmerlicher Weise zum Opfer fielen, während andere heute zwischen den Ruinen des Kriegsunheils dringend um Hilfe bitten. So weiß unser Volk nicht nur die tiefe Bedeutung des Rufes von Dr. Schweitzer gegen die Kriegsgefahr, sondern auch sein humanitäres Lebenswerk für die leidenden Menschen und seine universale Persönlichkeit zu schätzen. In diesem gefahrvollen Zeitalter steht Albert Schweitzer wie ein Sendbote mit höherer Vollmacht da und kämpft mit unbeschreiblicher Geduld gegen eine Welt von Missverständnissen, Vertrauenslosigkeiten, selbstzerstörerischen, unmenschlichen und unvernünftigen Taten, die schließlich zum dritten Weltkrieg führen können, der ein unbarmherziges Todesurteil für die ganze Menschheit bedeuten würde.

Voll Ehrfurcht hören wir Dr. Schweitzer an, einen Bringer der Wahrheit in unserem Jahrhundert, um eine ernste, sichere und tapfere Haltung für unsere eigene Zukunft zu gewinnen.

Ki-Sik Choi, 1962

Die wirkliche Größe eines Menschen besteht nach indischer Auffassung in seiner persönlichen Integrität und in der Fähigkeit, diese Integrität in einer unausgesetzten Hilfsbereitschaft an seinen Mitmenschen wirken zu lassen. Dieses indische Idealbild der beiden unveränderlich zusammengehörenden Kennzeichen einer geistigen Persönlichkeit wird von Albert Schweitzer erfüllt. Das Gleiche erlebten wir in unserer Zeit bei Mahatma Gandhi, und wir sahen auch bei Tagore, dem persönlichen Freund von Albert Schweitzer, die gleiche Verbindung eines edlen Charakters mit hervorragender Intelligenz und dem Wirken für die Wohlfahrt der Kultur.

Amiya Chakravarty, 1960

Bei allem, was Albert Schweitzer tat, war er ganz dabei. Keine Unruhe hetzte ihn von Gegenstand zu Gegenstand, ließ das Gefühl aufkommen, dass er gedrängt sei, weitermüsse, Wichtigeres zu tun habe. Was er tat, war ihm im nämlichen Augenblick immer das Wichtigste. Bei dem sicheren Griff nach dem Wesentlichen, das sein Erfassen auszeichnet, wird ihm auch alles, was er tut, belangvoll. Einem Kinde gibt er mit Bedacht die Hand, nicht anders, als wenn er ein Gespräch führt mit einem Nobelpreisträger.

Emma Brunner-Traut, 1959

Nietzsche sagt an einer Stelle: „Es ist das Unglück der Tätigen, dass ihre Tätigkeit fast immer ein wenig unvernünftig ist." Man könnte hinzufügen: Es ist das Unglück der Vernünftigen, dass ihre Vernünftigkeit oft ein wenig tatenlos ist. Aber wenn vernünftiges Denken und wirksames Handeln einander begleiten, beide weit ausgreifend, dann beginnt eine Hoffnung aufzuleuchten. Albert Schweitzer gehört zu denen, die für die westliche Kultur Hoffnung erwecken.

Johan B. Hygen, 1961

Zeittafel

1875	14. Januar: Geburt in Kaysersberg (Elsass); nach sechs Monaten Umzug der Familie nach Günsbach.
1880–1884	Besuch der Volksschule in Günsbach.
1885	Bis zum Sommer Realschule in Münster/Elsass, ab Herbst Gymnasium in Mülhausen.
1890	Konfirmation in Mülhausen.
1893	18. Juni: Reifeprüfung; ab Oktober Studium an der Universität Straßburg (Philosophie und Theologie).
1898	Mai: Erstes theologisches Examen.
1899	Studienaufenthalte in Paris (Studium der Orgel bei Charles-Marie Widor) und Berlin (Theologiestudien u. a. bei Adolf von Harnack). Rückkehr nach Straßburg, Promotion zum Dr. phil.; die Dissertation über die Religionsphilosophie Kants erscheint als Buch.
1899/1900	Lehrvikariat in Straßburg.
1899–1911	Predigtamt in St. Nicolai in Straßburg.
1900	Zweites theologisches Examen (15. Juli); Lic. theol. (Doktor der Theologie, 21. Juli) mit einer Arbeit über das Abendmahl; Ordination (23. September).
1901/02	Habilitation mit einer Arbeit über das Messianitäts- und Leidensgeheimnis Jesu; anschließend Privatdozent an der Theologischen Fakultät Straßburg.
1903–1906	Direktor des Theologischen Thomasstifts in Straßburg.
1903–1905	Arbeit an der Bach-Biografie.
1904	Herbst: Schweitzer liest den Aufruf der Pariser Missionsgesellschaft über die Not im Kongo.
1905	Das Bach-Buch erscheint in französischer Sprache; Sommersemester: Vorlesungen über die Leben-Jesu-Forschung; Entschluss, als Tropenarzt nach Äquatorialafrika zu gehen.
1905–1912	Ab Herbst 1905 Studium der Medizin in Straßburg.

1906	Das theologische Hauptwerk über die Leben-Jesu-Forschung erscheint unter dem Titel „Von Reimarus zu Wrede – Eine Geschichte der Leben-Jesu-Forschung“; Abhandlung über deutsche und französische Orgelbaukunst.
1908	Die Bach-Biografie erscheint in deutscher Sprache in fast doppeltem Umfang.
1909	Mai: Leitung der Sektion „Orgelbau“ auf dem Kongress der Internationalen Musikgesellschaft in Wien.
1910/11	Praktisches Jahr; „Geschichte der Paulinischen Forschung“; im Oktober medizinisches Staatsexamen.
1912	Approbation als Arzt; Aufgabe der Lehrtätigkeit und des Predigtamts an St. Nicolai; am 18. Juni Heirat mit Helene Bresslau; im Dezember Promotion zum Dr. med. (Dissertationsthema: Die psychiatrische Beurteilung Jesu); Zusatzstudium der Tropenmedizin in Paris.
1913	Erweiterte Neuauflage des theologischen Hauptwerkes unter dem Titel „Geschichte der Leben-Jesu-Forschung“; am 21. März Abschied von Günsbach, fünf Tage später Abreise von Bordeaux nach Äquatorialafrika (Gabun).
1913–1917	Erster Aufenthalt in Lambarene zusammen mit Helene.
1914	Beginn des Ersten Weltkriegs; die Schweitzers werden von August bis November in ihrem Wohnhaus im Lambarene unter Arrest gestellt; Arbeit an der „Kulturphilosophie“.
1915	Während einer Bootsfahrt auf dem Ogowe entdeckt Schweitzer den Begriff „Ehrfurcht vor dem Leben“.
1916	Schweitzers Mutter Adele wird von einem scheuenden Militärpferd zu Tode gebracht.
1917	Ausweisung aus Lambarene, Internierungslager Garaison in den Pyrenäen und St. Rèmy/Provence.
1918	Juli: Entlassung aus der Gefangenschaft, Rückkehr ins Elsass.
1918–1921	Vikariat in St. Nicolai und Assistenzarzt am Bürgerspital in Straßburg.
1919	An Schweitzers 44. Geburtstag (14. Januar) kommt die einzige Tochter Rhena zur Welt.

1920 Schweitzer erhält die französische Staatsbürgerschaft; Ehrendoktorat der Universität Zürich; Ostern: Vorträge für die Olaus-Petri-Stiftung in Upsala.

1920–1923 Ausgedehnte Vortrags- und Konzerttätigkeit, zunächst in Schweden, dann in ganz Europa.

1921 Aufgabe der Ämter in Gemeinde und Spital; die deutsche Ausgabe von „Zwischen Wasser und Urwald. Erlebnisse und Beobachtungen eines Arztes im Urwalde Äquatorialafrikas" erscheint.

1923 Vortrag über „Kulturphilosophie" in Prag; Teil I (Verfall und Wiederaufbau der Kultur) und Teil II (Kultur und Ethik) der „Kulturphilosophie" erscheinen.

1924–1927 Zweiter Aufenthalt in Lambarene, diesmal ohne seine Frau Helene, die aus gesundheitlichen Gründen nicht mitreisen kann; Wiederaufbau und Erweiterung des Spitals.

1924 „Das Christentum und die Weltreligionen" sowie „Aus meiner Kindheit und Jugendzeit" erscheinen.

1925 5. Mai: Alberts Vater Louis Schweitzer stirbt nach fünfzigjährigem Wirken als Pastor von Günsbach; erstes und zweites Heft der „Mitteilungen aus Lambarene" erscheinen.

1926 27. Oktober: Tod von Helenes Vater Harry Bresslau.

1927 21. Januar: Umsiedlung ins neue Tropenspital, einige Kilometer oberhalb der alten Missionsstation.

1927–1929 Vorträge in Schweden, Dänemark, den Niederlanden, Großbritannien, in der Tschechoslowakei und in der Schweiz, Konzerte in Deutschland.

1928 Goethe-Preis der Stadt Frankfurt/Main; Dankesrede am 28. August; Ehrendoktorwürde der Universität Prag.

1929–1931 Dritter Aufenthalt in Lambarene: Helene reist mit, muss aber aus gesundheitlichen Gründen Ostern 1930 wieder nach Europa zurückkehren.

1929 Auf Vorschlag von Adolf von Harnack Ehrenmitglied der Preußischen Akademie der Wissenschaften in Berlin; der Sonderdruck „Selbstdarstellung" aus der

	Reihe „Die Philosophie der Gegenwart in Selbstdarstellungen“ erscheint.
1930	Schweitzer lehnt einen Ruf auf einen theologischen Lehrstuhl an der Universität Leipzig ab; „Die Mystik des Apostels Paulus“ erscheint.
1931	Die Autobiografie „Aus meinem Leben und Denken“ erscheint.
1932	22. März: Gedenkrede zum 100. Todestag Goethes; Juli: Vortrag in Ulm: „Goethe als Denker und Mensch“; im Sommer Konzerte in Deutschland, den Niederlanden und Großbritannien; Ehrendoktorate der Universitäten St. Andrews, Oxford, Edinburgh; Veröffentlichung der „Goethe-Rede“.
1933–1934	Vierter Aufenthalt in Lambarene.
1934	Rückkehr nach Europa im Januar; im Oktober Hibbert-Vorlesungen in London und Oxford über „Das religiöse Moment in der modernen Kultur“; im November Gifford-Vorlesungen in Edinburgh über „Das Problem der Naturtheologie und Naturethik“; „Die Religion in der modernen Kultur“ erscheint in zwei Ausgaben von „The Christian Century“.
1935	Februar bis August: Fünfter Aufenthalt in Lambarene; „Die Weltanschauung der indischen Denker“ erscheint.
1936	Schallplattenaufnahmen in Straßburg; „Afrikanische Jagdgeschichten“.
Februar 1937 – Januar 1939:	Sechster Aufenthalt in Lambarene.
1938	Publikation von „Afrikanische Geschichten“.
1939	12. Januar: Ankunft in Europa; nach nur zehn Tagen wegen drohender Kriegsgefahr Rückkehr nach Lambarene; Helene reist im August 1941 unter größten Schwierigkeiten nach und bleibt bis September 1946.
1941	Medikamentenmangel; britische und vor allem amerikanische Spender halten das Spital am Leben.
1945	70. Geburtstag in Lambarene.
1946	Schweitzers „Afrikanisches Tagebuch 1939 bis 1945“ wird in der November-Ausgabe der Zeitschrift „Universitas“ publiziert.

1948 „Das Spital im Urwald“ mit Bildern von Anna Wildikann.

1949 Reise in die USA zum Vortrag in Aspen/Colorado über „Goethe, der Mensch und das Werk“ (200. Wiederkehr von Goethes Geburtstag); Publikation „Goethe. Drei Reden“; im Herbst Rückkehr nach Lambarene.

1949–1951 Achter Aufenthalt in Lambarene, bis Juni 1950 in Begleitung von Helene; Baubeginn des Lepradorfes, ermöglicht durch Spenden amerikanischer Freunde und den Aspen-Vortrag.

1950 „Goethe. Vier Reden“ erscheint.

1951 Friedenspreis des Deutschen Buchhandels.

Dezember 1951 – Juli 1952: Neunter Aufenthalt in Lambarene.

1952 Verleihung der Prinz-Carl-Medaille durch den schwedischen König; Paracelsus-Medaille für sein ärztliches Wirken; Ehrendoktor der Universität Marburg; Aufnahme in die Académie des Sciences Morales et Politiques in Paris; Vortrag „Das Problem der Ethik in der Höherentwicklung des menschlichen Denkens“.

Dezember 1952 – Mai 1954: Zehnter Aufenthalt in Lambarene.

1953 Schweitzer erhält im Oktober (rückwirkend für das Jahr 1952) in Abwesenheit den Friedensnobelpreis zuerkannt; das Preisgeld dient der Fertigstellung des Lepradorfes; „Die Idee des Reiches Gottes im Verlaufe der Umbildung des eschatologischen Glaubens in den uneschatologischen“ erscheint in der Schweizerischen Theologischen Umschau.

1954 Schweitzers letztes öffentliches Bach-Konzert in Straßburg; April: Aufruf der Wissenschaftler zur Aufklärung der Völker über die „schreckliche Wahrheit“ der Wasserstoffbombe; 4. November: Dankesrede in Oslo für den Nobelpreis; Veröffentlichung „Das Problem des Friedens in der heutigen Welt“.

Dezember 1954 – Juli 1955: Elfter Aufenthalt in Lambarene.

1955 Aufnahme in die Friedensklasse des Ordens „Pour le Mérite“, Ehrenmitglied der „American Academy of Arts and Sciences“; Ehrendoktorwürden von Kap-

	stadt und Cambridge; Verleihung des „Order of Merit“ durch die englische Königin.
Dezember 1955 – Juli 1957:	Zwölfter Aufenthalt in Lambarene, begleitet von Helene, die im Mai 1957 schwerkrank nach Europa zurückkehrt.
1957	April: „Appell an die Menschheit“ gegen die atomare Gefahr, gesendet über Radio Oslo. 1. Juni: Schweitzers Frau Helene stirbt in Zürich; sie findet in Lambarene ihre letzte Ruhestätte. Dezember: Zum 13. Mal Aufbruch nach Lambarene.
1958	28., 29. und 30. April: drei Vorträge in Radio Oslo über die Ächtung der Atomwaffen, später unter dem Titel „Friede oder Atomkrieg“ veröffentlicht; im September fordert Schweitzer in der schwedischen Zeitung „Morgenbladet“ die sofortige Einstellung aller Kernwaffenversuche.
1959	Letzter Europa-Aufenthalt; Ende des Jahres letzte Reise nach Lambarene.
1960	Zum 85. Geburtstag Ehrungen aus aller Welt; Ehrendoktorwürde der Humboldt-Universität Ost-Berlin.
1961	Ehrendoktorwürde der Technischen Universität Braunschweig.
1963	April: Feierlichkeiten zum „Goldenen Afrikajubiläum“.
1965	4. Januar: Albert Schweitzer feiert seinen 90. Geburtstag; 4. September: Schweitzer stirbt an Kreislaufversagen in Lambarene und wird dort beigesetzt.
1995–2006	Herausgabe des zehnbändigen Nachlasswerkes.
2009	22. Februar: Schweitzers Tochter Rhena stirbt neunzigjährig.

Ausgewählte Literatur

1. Bücher von Albert Schweitzer

a) Werkausgaben

Gesammelte Werke in fünf Bänden, München 1974.

Band 1: Aus meinem Leben und Denken – Aus meiner Kindheit und Jugendzeit – Zwischen Wasser und Urwald – Briefe aus Lambarene 1924–1927.

Band 2: Verfall und Wiederaufbau der Kultur – Kultur und Ethik – Die Weltanschauung der indischen Denker – Das Christentum und die Weltreligionen.

Band 3: Geschichte der Leben-Jesu-Forschung.

Band 4: Die Mystik des Apostels Paulus.

Band 5: Aus Afrika – Kulturphilosophie und Ethik – Religion und Theologie – Deutsche und französische Orgelbaukunst und Orgelkunst – Goethe. Vier Reden – Ethik und Völkerfrieden.

Werke aus dem Nachlass (10 Bände), München 1995ff.

Band 1: Reich Gottes und Christentum (1995).

Band 2: Straßburger Vorlesungen (1998).

Band 3: Kulturphilosophie III. Erster und zweiter Teil (1999).

Band 4: Kulturphilosophie III. Dritter und vierter Teil (2000).

Band 5: Predigten 1898–1948 (2001).

Band 6: Kultur und Ethik in den Weltreligionen (2001).

Band 7: Geschichte des chinesischen Denkens (2002).

Band 8: Vorträge, Vorlesungen, Aufsätze (2003).

Band 9: Wir Epigonen (2005).

Band 10: Theologischer und philosophischer Briefwechsel 1900–1965 (2006).

b) Einzelausgaben

Die in den Werkausgaben genannten Einzeltitel sind hier nicht mehr gesondert aufgeführt, jedoch alle als meist günstige Taschenbuchausgaben einzeln erhältlich.

– Johann Sebastian Bach, 13. Aufl. Leipzig 1977.
– Die psychiatrische Beurteilung Jesu, Tübingen 1913.
– Die Ehrfurcht vor dem Leben, Grundtexte aus fünf Jahrzehnten, München 1982 (herausgegeben und eingeleitet von Hans Walter Bähr).
– Albert Schweitzer/Fritz Buri: Existenzphilosophie und Christentum, Briefe 1935–1964, München 2000.
– Friede oder Atomkrieg. Vier Schriften, München 1981 (mit einem Vorwort von Erhard Eppler).
– Gespräche über das Neue Testament, Esslingen/München 1988.
– Albert Schweitzer/Helene Bresslau: Die Jahre vor Lambarene, Briefe 1902–1912, München 1992.
– Menschlichkeit und Friede. Kleine philosophisch-ethische Texte, Berlin 1991.
– Ein Pelikan erzählt aus seinem Leben, Hamburg 1950.
– Die Religionsphilosophie Kants, Freiburg/Leipzig/Tübingen 1899.
– Albert Schweitzer. Leben, Werk und Denken mitgeteilt in seinen Briefen, Heidelberg 1987.
– Strassburger Predigten, München 1966.
– Was sollen wir tun? 12 Predigten über ethische Probleme, Heidelberg 1974.

2. Bücher mit Texten von Albert Schweitzer

– Albert Schweitzer, Ehrfurcht vor den Tieren, München 2006 (herausgegeben von Erich Gräßer).
– Albert Schweitzer, Wie wir überleben können. Eine Ethik für die Zukunft, Freiburg 1994 (herausgegeben von Harald Schützeichel).
– Albert Schweitzer, Damit das Leben Zukunft hat, Gütersloh 2009 (herausgegeben von Harald Schützeichel).

– Albert Schweitzer, Sein Denken, Zürich 1997 (mit einem Text von Ursi Schachenmann und Fotos von Koni Nordmann u. Martin Peer).
– Albert Schweitzer, Unser Leben für andere, Freiburg 1990 (ausgewählt und eingeleitet von Elisabeth Hurth).
– Treffende Albert-Schweitzer-Zitate. Die eindrucksvollsten Zitate nach Stichwörtern von A–Z geordnet, Thun 1986 (zusammengestellt von Richard Brüllmann).
– Albert Schweitzer Lesebuch, München 1984 (eingeleitet und herausgegeben von Harald Steffahn) [grundlegende Texte, nach den Lebensabschnitten Schweitzers geordnet].

3. Bildbände

– Götting, Gerald: Begegnung mit Albert Schweitzer, Berlin o. J.
– Poteau, Sonja/Mougin, Damien/Wyss, Christoph: Albert Schweitzer. Von Günsbach nach Lambarene, Günsbach 2008.
– Woytt-Secretan, Marie: Albert Schweitzers Lambarene lebt. Aufbau und Ausbau, Königstein 1979.

4. Bücher über Albert Schweitzer und Lambarene

– Abè, Makoto (Hg.): Akewa: Ali Silvers Weg für Albert Schweitzer, Tübingen 1984.
– Altner, Günter: Die Überlebenskrise in der Gegenwart, Darmstadt 1987.
– Ders.: Leben auf Bestellung. Das gefährliche Dilemma der Gentechnologie, Freiburg 1988.
– Ders.: Naturvergessenheit. Grundlagen einer umfassenden Bioethik, Damstadt 1991.
– Ders.: Über Leben. Von der Kraft der Furcht, Düsseldorf 1992.
– Ders. u. a. (Hg.): Leben inmitten von Leben. Die Aktualität der Ethik Albert Schweitzers, Stuttgart 2005.
– Arnold, Matthieu: Albert Schweitzer. Seine Jahre im Elsass (1875–1913), Leipzig 2019.

– Augustiny, Waldemar: Albert Schweitzer und du, Berlin 1957.
– Bähr, Hans Walter (Hg.): Albert Schweitzer. Sein Denken und sein Weg, Tübingen 1962.
– Ders./Minder, Robert (Hg.): Emmy Martin. Die Mitarbeiterin Albert Schweitzers, Bern 1964.
– Ders./Minder, Robert (Hg.): Begegnung mit Albert Schweitzer, München 1965.
– Ders. (Hg.): Albert Schweitzer, Freiburg 1966.
– Bartos, Burghard: Abenteuer Lambarene. Albert Schweitzer, Wien 1989.
– Bauer, Hermann/Minder, Robert: Albert Schweitzer. Gespräch, Basel 1967, Hamburg 1969.
– Bentley, James: Albert Schweitzer. Eine Biographie, Zürich 1993.
– Brüllmann, Richard: Albert-Schweitzer-Studien, Bern/Stuttgart 1989.
– Ders.: Albert-Schweitzer-Studien 2, Bern/Stuttgart 1991.
– Cesbron, Gilbert: Albert Schweitzer. Begegnungen, Berlin 1957.
– Christaller, Helene: Albert Schweitzer. Ein Leben für andere, Stuttgart 1952.
– Dieckmann, Guido: Albert Schweitzer. Ein Leben für Afrika, Berlin 2009.
– Döbbertin, Winfried: Antworten auf die Sinnfrage. Jesus, A. Schweitzer, Papst Johannes XXIII. Marx, Lenin, Hitler, München 1986.
– Edschmid, Kasimir: Albert Schweitzer, Düsseldorf 1949.
– Evangelische Akademie Baden, Albert Schweitzer. Leben zwischen Mystik und Ethik (= Herrenalber Forum, Band 21). Mit Beiträgen von Hans-Georg Wittig, Peter Münster u. a., Karlsruhe 1998.
– Fischer, Edith: Dankeschön Dr. Schweitzer. Begegnungen in Lambarene, Treuchtlingen 1984.
– Fleischhack, Marianne: Helene Schweitzer. Stationen ihres Lebens, Berlin 1968.
– Frey, Clemens: Christliche Weltverantwortung bei Albert Schweitzer mit Vergleichen zu Dietrich Bonhoeffer, Bern/Stuttgart/Wien 1993.
– Geiser, Samuel: Albert Schweitzer im Emmental, Zürich/Stuttgart 1974.

– Grabs, Rudolf: Albert Schweitzer. Gehorsam und Wagnis, Frankfurt 1957.
– Ders.: Albert Schweitzer. Denker aus Christentum, Halle (Saale) 1958.
– Ders.: Lebensführung im Geiste Albert Schweitzers, Berlin 1960.
– Ders.: Albert Schweitzer. Ein Lebensbild, Halle (Saale) 1965.
– Gräßer, Erich: Albert Schweitzer als Theologe, Tübingen 1979.
_ Grätzel, Stephan/Heil, Joachim (Hgg.): Albert Schweitzers Werkstatt in Lambarene. Texte zur praktischen Philosophie, London 2010.
– Griebner, Reinhard: Der lachende Löwe. Eine Albert-Schweitzer-Biografie, Heidelberg 2014.
– Groos, Helmut: Albert Schweitzer, Größe und Grenzen, Eine kritische Würdigung des Forschers und Denkers, München/Basel 1974.
– Günzler, Claus: Albert Schweitzer. Einführung in sein Denken, München 1996.
– Ders.: Vom „Park" in die „Wildnis" – Albert Schweitzers Modell einer elementaren Alltagsethik, Bonn 2008.
– Ders. u. a. (Hg.): Albert Schweitzer heute, Tübingen 1990.
– Hagedorn, Hermann: Menschenfreund im Urwald. Das Leben Albert Schweitzers, Hamburg 1956.
– Heipp, Günther (Hg.): Es geht ums Leben. Der Kampf um die Bombe 1945–1965. Eine Dokumentation, Hamburg 1965.
– Jacobi, Erwin R.: Albert Schweitzer und die Musik, Wiesbaden 1975.
– Italiaander, Rolf: Der Weiße Oganga Albert Schweitzer. Erzählung aus Äquatorialafrika, Hannover-Kirchrode 1954.
– Ders.: Im Lande Albert Schweitzers. Ein Besuch in Lambarene, Hamburg 1954.
– Kantzenbach, Friedrich Wilhelm: Albert Schweitzer. Wirklichkeit und Legende, Göttingen/Zürich/Frankfurt 1969.
– Kasai, Keiji: Die Bedeutung des Christentums in der heutigen Welt bei Albert Schweitzer und Paul Tillich, Bern/Stuttgart 1980.
– Kik, Richard: Beim Oganga von Lambarene, Reutlingen 1954.
– Kleberger, Ilse: Albert Schweitzer. Das Symbol und der Mensch, Berlin 1989.
– Laubi, Werner: Albert Schweitzer, der Urwalddoktor, Zürich/Köln/Lahr 1984.

– Lenk, Hans: Tagebuch einer Rückreise an einen nie zuvor besuchten Ort: Lambarene, Stuttgart 1990.
– Lind, Emil: Albert Schweitzer. Aus seinem Leben und Werk, Bern 1948.
– Ders.: Albert Schweitzer zum 75. Geburtstag, Speyer 1950.
– Ders.: Albert Schweitzer. Aus seinem Leben und Werk. Autorisierte Jubiläumsausgabe zum 80. Geburtstag Dr. Schweitzers, Nürnberg 1954.
– Michel, Andreas: Denken in der Krise. „Ökologisches Denken" bei Albert Schweitzer, Max Horkheimer, Albert Camus und Bertrand Russell. Aspekte einer immanenten Didaktik, Hamburg 1991.
– Monestier, Marianne: Der grosse weisse Doktor. Albert Schweitzer, Bern 1953.
– Mühlstein, Verena: Helene Schweitzer-Bresslau. Ein Leben für Lambarene, München 1998.
– Muller, Robert: Albert Schweitzer. Das Buchmanuskript zur Fernsehserie, München 1987.
– Müller, Wolfgang Erich: Albert Schweitzers Kulturphilosophie im Horizont säkularer Ethik, Berlin/New York 1993.
– Münster, Peter: Glauben trotz Zweifel. Kritische Worte wider die Resignation, Berlin 2002.
– Munz, Jo und Walter: Mit dem Herzen einer Gazelle und der Haut eines Nilpferds. Albert Schweitzer in seinen letzten Lebensjahren und die Entwicklung seines Spitals bis zur Gegenwart, Frauenfeld (CH) 2005.
– Munz, Walter: Albert Schweitzer im Gedächtnis der Afrikaner und in meiner Erinnerung, Bern/Stuttgart 1991.
– Neukirch, Siegfried: Mein Weg zu Albert Schweitzer, Freiburg 2005.
– Nossak, Boris Michailowitsch: Albert Schweitzer. Ein Leben für die Menschlichkeit, Leipzig 1986.
– Oermann, Nils Ole: Albert Schweitzer. Eine Biographie, München 2009.
– Oswald, Suzanne: Mein Onkel Bery, Zürich/Stuttgart 1980.
– Otto, Bernd: Albert Schweitzers Beitrag zur Friedenspolitik, Hamburg 1974.
– Payne, Robert: Albert Schweitzer und seine drei Welten, Konstanz/Zürich 1964.

– Picht, Werner: Albert Schweitzer. Wesen und Bedeutung, Hamburg 1960.
– Pierhal, Jean (= Robert Jungk): Albert Schweitzer, Das Leben eines guten Menschen, München 1955.
– Reichenbecher, Almut und Hermann: Emma Haussknecht. 30 Jahre mit Albert Schweitzer in Lambarene, Berlin 2007.
– Sachs, Wolfgang u. a.: Fair Future. Ein Report des Wuppertaler Instituts, Begrenzte Ressourcen und globale Gerechtigkeit, München 2005.
– Schockenhoff, Eberhard: Ethik des Lebens, Grundlagen und neue Herausforderungen, Freiburg 2009.
– Scholl, Johannes: Albert Schweitzer. Von der Ehrfurcht vor dem Leben zur transkulturellen Solidarität.
– Schorlemmer, Friedrich: Albert Schweitzer. Genie der Menschlichkeit, Berlin 2009.
– Schütz, Roland: Anekdoten um Albert Schweitzer, München/Esslingen 1966.
– Schüz, Gottfried (Hg.): Leben nach Maß – zwischen Machbarkeit und Unantastbarkeit. Biotechnologie im Licht des Denkens von Albert Schweitzer, Frankfurt 2005.
– Schultz, Hans-Jürgen (Hg.): Liebhaber des Friedens, Stuttgart 1982.
– Siefert, Jeanette: Meine Arbeitsjahre in Lambarene 1933–1935, Tübingen 1986.
– Simmank, Lothar: Der Arzt. Wie Albert Schweitzer Not linderte, Berlin 2008.
– Seaver, George: Albert Schweitzer als Mensch und als Denker, Göttingen 1949.
– Seufert, Karl Rolf: Das Zeichen von Lambarene, Albert Schweitzer gründet das Urwaldspital, Würzburg 1992.
– Spear, Otto: Albert Schweitzers Ethik. Ihre Grundlinien in seinem Leben und Denken, Hamburg 1978.
– Steffahn, Harald: Du aber folge mir nach. Albert Schweitzers Werk und Wirkung, Bern/Stuttgart 1974.
– Ders.: Schweitzer in Selbstzeugnissen und Bilddokumenten, Hamburg 1979.
– Ders.: „Mein Leben ist mir ein Rätsel“. Begegnungen mit Albert Schweitzer, Neukirchen-Vluyn 2005.

– Steiner, Andreas: Das Leben, unser höchstes Gut. Albert Schweitzers Ethik im 21. Jahrhundert, Freiburg 2006.
– Stolzenberg, Günther: Tolstoi, Gandhi, Shaw, Schweitzer. Harmonie und Frieden mit der Natur, Göttingen 1992.
– Strege, Martin: Albert Schweitzers Religion und Philosophie. Eine systematische Quellenstudie, Tübingen 1965.
– von Lüpke, Geseko/Erlenwein, Peter (Hg.): Projekte der Hoffnung. Der Alternative Nobelpreis, Ausblicke auf eine andere Globalisierung, München 2006.
– Watzal, Ludwig: Ethik, Kultur, Entwicklung. Zur Entwicklungskonzeption Albert Schweitzers, Göttingen 1985.
– Wenzel, Lene: Albert Schweitzer gestern und heute. Eine Anthologie der Begegnungen, Bern 1974.
– Werner, Hans-Joachim: Eins mit der Natur. Mensch und Natur bei Franz von Assisi, Jakob Böhme, Albert Schweitzer, Teilhard de Chardin, München 1986.
– Zager, Dorothea und Werner: Albert Schweitzer. Impulse für ein wahrhaftiges Christentum, Neukirchen-Vluyn 1997.
– Zager, Werner: Liberale Exegese des Neuen Testaments. David Friedrich Strauß, William Wrede, Albert Schweitzer, Rudolf Bultmannn, Neukirchen-Vluyn 2004.
– Ders. (Hg.): Albert Schweitzer und das freie Christentum. Impulse für heutiges Christsein, Neukirchen-Vluyn 2005.
– Ders.: Albert Schweitzer, in: NDB 24, Berlin 2010.

5. Lesehefte, Schriftreihen

– Brüllmann, Richard: Aus dem Leben und Denken Albert Schweitzers.
– Brüllmann, Richard: Albert Schweitzer und die Tiere.
– Brüllmann, Richard/Randin, Willy: Lambarene 2000.
– Kegler, Gisela: Helene Schweitzer. „Mein bester Kamerad".
– Kegler, Hartmut: Gedanken zur Ethik der Ehrfurcht vor dem Leben.
– Ders.: Geschichten vom kleinen und vom großen Albert.
– Ders.: Tierschutz im Geiste der Ehrfurcht vor dem Lebendigen.

– Ders.: „Wir sind alle Brüder" – Albert Schweitzers Ethik der Ehrfurcht vor dem Leben und das Weltbürgertum.
– Ders.: Albert Schweitzer und Albert Einstein. Freunde, die die Welt bewegten.
– Tau, Max: Albert Schweitzer und die Friedensappelle.
– Zweig, Stefan: Unvergessliches Erlebnis – Ein Tag bei Albert Schweitzer.

Jährlich erscheinen die „Albert-Schweitzer-Rundbriefe", herausgegeben vom „Deutschen Hilfsverein für das Albert-Schweitzer-Spital-Lambarene"; Mitglieder des Hilfsvereins erhalten diesen Rundbrief regelmäßig zugestellt.
In loser Reihenfolge erscheinen die vom Internationalen Albert-Schweitzer-Zentrum in Günsbach herausgegebenen „Günsbacher Hefte".

6. Filme, CD-Roms

– Albert Schweitzer, Ein Film von Erica Anderson und Jerome Hill (DVD).
– Albert Schweitzer, Ein Film von Ilona Nord (DVD).
– Der Mensch darf niemals aufhören Mensch zu sein (DVD).
– Alle Tatsachen sind Wirkung von geistiger Kraft (CD-Rom).
Diese Medien sind über den Deutschen Hilfsverein zu beziehen.

Kontaktadressen

– Deutscher Hilfsverein für das Albert-Schweitzer-Spital in Lambarene e. V. (DHV)/Deutsches Albert-Schweitzer-Zentrum (DASZ), Wolfgangstraße 109, 60322 Frankfurt am Main
www.albert-schweitzer-heute.de

– Internationale Albert-Schweitzer-Vereinigung (AISL), F-68140 Gunsbach
www.schweitzer.org/de

Die Hände Albert Schweitzers,
darunter u. a. einige seiner eigenen Werke

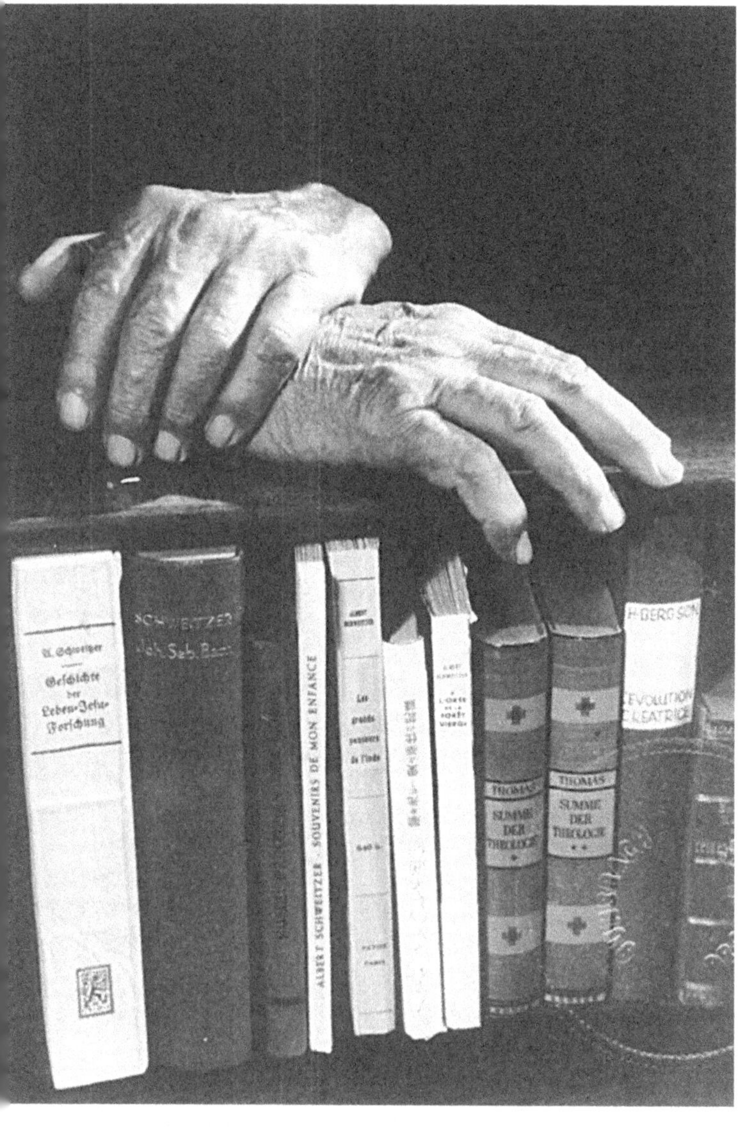
A. Schweitzer
Geschichte der Leben-Jesu-Forschung
SCHWEITZER
ALBERT SCHWEITZER · SOUVENIRS DE MON ENFANCE
THOMAS
SUMME DER THEOLOGIE
THOMAS
SUMME DER THEOLOGIE
H. BERGSON